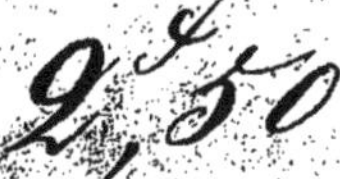

TRAITEMENT
DU CROUP

OU

ANGINE LARYNGÉE DIPHTHÉRITIQUE

PAR

P. FISCHER ET F. BRICHETEAU

Internes à l'hôpital des Enfants.

MÉMOIRE

couronné par la Société impériale des sciences, de l'agriculture et des arts de Lille,

AU CONCOURS DE 1861.

Deuxième édition, revue et augmentée.

PARIS

ADRIEN DELAHAYE, LIBRAIRE-ÉDITEUR

PLACE DE L'ÉCOLE-DE-MÉDECINE

1863

TRAITEMENT

DU CROUP

OU

ANGINE LARYNGÉE DIPHTHÉRITIQUE

Paris. — Imprimerie de L. MARTINET, rue Mignon, 2.

TRAITEMENT
DU CROUP

OU

ANGINE LARYNGÉE DIPHTHÉRITIQUE

PAR

P. FISCHER et F. BRICHETEAU

Internes à l'hôpital des Enfants.

MÉMOIRE

couronné par la Société impériale des sciences, de l'agriculture et des arts de Lille,

AU CONCOURS DE 1861.

Deuxième édition, revue et augmentée.

PARIS

ADRIEN DELAHAYE, LIBRAIRE-ÉDITEUR

PLACE DE L'ÉCOLE-DE-MÉDECINE

1863

INTRODUCTION

La thérapeutique du croup est, de toutes les parties de l'histoire de cette maladie, celle qui a été le plus longuement traitée. Malheureusement l'abondance des biens est ici plus nuisible qu'utile, et au milieu du dédale des médicaments, vantés par les uns, dépréciés par les autres, le praticien manque du fil qui puisse lui servir de guide dans cet inextricable labyrinthe.

Pour savoir soigner une maladie, il faut la connaître, et les indications thérapeutiques à remplir doivent être subordonnées au siége et à la nature de l'affection. En général, moins une maladie est connue, plus les méthodes qu'on lui oppose sont disparates et multipliées.

L'histoire du traitement du croup en est une preuve évidente. Il est peu de maladies contre lesquelles on ait épuisé plus de remèdes, souvent même très opposés dans leur action. Ainsi les uns n'ont trouvé de salut que dans les émissions sanguines, d'autres dans les vomitifs, d'autres enfin, et ce n'est pas le moins grand nombre, ont chacun prôné leurs spécifiques.

La lecture attentive des écrits des anciens auteurs qui ont traité cette matière, démontre que tous ces modes de traitements qui, groupés ensemble, nous choquent désagréablement par leur assemblage, avaient chacun leur raison d'être subordonnée à l'idée dominante sur la nature du croup. Quoi de plus rationnel en effet que les saignées pour les médecins qui ne voyaient dans le croup qu'une phlegmasie franche, que les antispasmodiques pour ceux qui n'y voyaient qu'une affection spasmodique?

Et de même pour tous les remèdes nouveaux qu'on a proposés dans ces dernières années contre l'infection diphthéritique, tels que le perchlorure de fer, les alcalins, etc., etc.

Partant de cette idée que la diphthérite était une maladie générale, les médecins qui ont recommandé ces médicaments ont cru pouvoir agir sur le sang, en le modifiant, empêcher la fibrine de s'épancher à la surface de la muqueuse respiratoire sous forme de pseudo-membrane et combattre la tendance à la formation du produit diphthéritique. C'est dans ce but que les uns ont cherché à plastifier le sang, à le coaguler avec le perchlorure de fer, les autres à le fluidifier avec les alcalins, etc., etc.

En examinant les divers traitements proposés contre cette redoutable affection, nous ne pouvions donc nous empêcher de traiter incidemment de la nature de la diphthérite.

Si nous n'avons pas suivi exactement le programme tracé par la Société : traitement local, traitement général, c'est que nous y avons trouvé l'inconvénient de nous exposer à des redites. Tel médicament, en effet, a deux actions, l'une locale, l'autre générale, par exemple, le perchlorure de fer, les préparations mer-curielles ; de même les émissions sanguines peuvent être locales et générales.

Nous avons préféré exposer successivement chaque médication, expliquer son origine, son mode d'action, les résultats qu'elle a fournis, et par suite en faire une critique parfois sévère, mais toujours impartiale.

TRAITEMENT

DU CROUP

OU

ANGINE LARYNGÉE DIPHTHÉRITIQUE

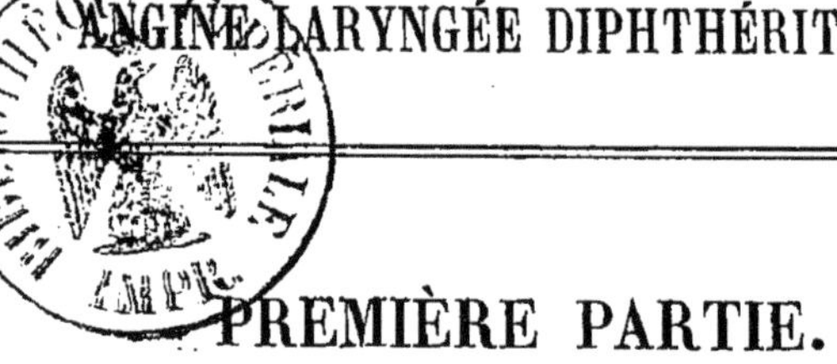

PREMIÈRE PARTIE.

TRAITEMENT MÉDICAL.

I. — Médication antiphlogistique.

Pendant longtemps la méthode antiphlogistique a été
considérée dans tous les pays comme la plus propre à
combattre le croup. Tous les anciens auteurs préconi-
saient les émissions sanguines locales et générales, soit
seules, soit jointes à d'autres modes de traitement. En
vain quelques médecins s'élevèrent contre ce système, ce
fut peine perdue ; d'ailleurs ils furent peu nombreux, et
tous les médicaments qu'ils voulurent substituer aux antiphlogistiques, tels que les dérivatifs et les antispasmodiques, ne réussirent pas mieux. — Citons parmi ces
médecins : Bard (de New-York), à propos de qui Michaelis
disait : « Le croup est une maladie inflammatoire et non
putride, comme le pense Bard, qui administre les antisep-

tiques et perd beaucoup de malades, tandis qu'un autre médecin d'ici (New-York), qui traite le croup comme une maladie inflammatoire, sauve presque tous ses malades. »

« Ce à quoi Desruelles ajoute dans son *Traité du croup* : Ces résultats de la pratique de Bard prouvent assez combien la théorie sur laquelle il l'avait fondée était vicieuse, pour que nous soyons dispensés de la combattre sérieusement. »

Il faut avouer, du reste, qu'aucun traitement ne paraissait plus rationnel. Le croup étant pour tous une inflammation de la membrane muqueuse du larynx et de la trachée, il était naturel de combattre cette inflammation par les saignées locales et générales; aussi voyons-nous les auteurs des mémoires envoyés au concours de 1809, Jurine, Vieusseux, Albers, Double, insister sur l'emploi des antiphlogistiques. Les auteurs qui ont traité après eux du croup adoptent le même traitement, Desruelles, Bland et Royer-Collard lui-même, quoiqu'il eût avancé que le croup était une inflammation spécifique.

Dès le début de la maladie, on avait recours à une application de sangsues; plus tard, quand survenaient les accès de suffocation, on redoublait, et un grand nombre de médecins employaient la saignée, préconisée par les uns au bras, et par d'autres à la veine jugulaire ou à l'artère temporale.

Par la saignée de la veine jugulaire, Bayley (de New-York), Fieliz, Middleton, Borrowe, Cheyne et Dick prétendent avoir sauvé plusieurs enfants.

Duntze et Albers réussirent dans quelques cas en ouvrant l'artère temporale.

Plusieurs médecins anglais et américains, Bayley, Lyons et Dick, se prononcèrent même en faveur de la saignée portée jusqu'à la syncope. A l'appui de cette opinion, quelques observations parurent aussi en France, signées par des médecins très recommandables : Delpech, Cruveilhier, Piorry, etc.

Cependant, jamais dans notre pays la saignée générale ne fut considérée comme un bon traitement du croup ; mais il n'en fut pas de même des émissions sanguines locales faites au moyen de sangsues et de ventouses scarifiées appliquées sur le cou. On peut s'en convaincre en lisant les divers traités publiés sur le croup au commencement de ce siècle, et notamment celui de Desruelles, ouvrage bien fait, mais qui n'est qu'un long plaidoyer en faveur de la doctrine de Broussais.

Pour constater un progrès, il faut aller jusqu'en 1826, époque à laquelle Bretonneau publia son *Traité de la diphthérite*, dans lequel il établit nettement le vrai caractère de cette maladie, et s'éleva énergiquement contre le traitement usité jusqu'alors.

« Quant au croup épidémique, dit cet auteur, je suis forcé de déclarer, contre l'opinion généralement adoptée, que les émissions sanguines m'ont paru nuire et accélérer la propagation de l'inflammation diphthérique.

» A une époque où j'avais déjà reconnu l'insuffisance des émissions sanguines pour éteindre une inflammation qui ne cédait qu'à des applications immédiates, je crus encore qu'elles seraient propres à en modérer le progrès ; je persistai surtout dans cette manière de voir, après avoir constaté que l'idée d'une altération putride et gangréneuse ne s'appuyait que sur une illusion, et j'y persistai d'autant plus volontiers, qu'elle me paraissait concilier les sentiments opposés des anciens et des modernes. En effet, dans le XVIIe siècle, l'application locale des caustiques avait prévalu, et la saignée était tombée en grand discrédit, surtout si la maladie avait déjà fait des progrès ; elle était alors condamnée, me disais-je, sur l'opinion préconçue du caractère septique de la maladie, tandis que tout simplement elle était sans efficacité contre la lésion mécanique, qui fait le principal danger de l'angine maligne. Mais les modernes ne se sont hâtés d'y recourir que pour prévenir la formation de la fausse membrane.

» Cette manière de voir a, je l'avoue, quelque chose de si spécieux, que je ne l'ai pas abandonnée sans beaucoup hésiter : j'ai dû cependant me rendre à l'évidence, en voyant trop souvent arriver le contraire de ce que j'avais espéré ; j'ai la certitude que les symptômes du croup, loin d'avoir été retardés, se sont plusieurs fois manifestés après l'application des sangsues qui avait été conseillée dans l'intention de prévenir cette funeste maladie, que le plus léger mal de gorge faisait redouter.

» Non-seulement, ajoute-t-il plus loin, les symptômes ne sont pas ralentis par les émissions sanguines, mais encore ils semblent se développer, au contraire, avec une rapidité insolite chez des individus cachectiques, dont le sang a été décoloré et fluidifié par quelque médication antécédente. »

Dès lors, et à mesure que la véritable nature du croup fut mieux connue, les émissions sanguines tombèrent en discrédit, et furent condamnées *d'une façon absolue*, comme dangereuses et très nuisibles, par tous les auteurs qui s'occupèrent de cette maladie.

Telle est l'opinion de Guersant (1) : « Quoiqu'on ait prétendu et qu'on soutienne encore le contraire, les sai-

(1) *Dictionnaire* en 30 vol.

gnées n'ont certainement pas l'effet d'arrêter les progrès
de cette phlegmasie toute spécifique, comme elles l'ont
incontestablement dans les progrès des inflammations
ordinaires. Tant que la maladie est bornée au pharynx,
on voit les fausses membranes s'étendre, se renouveler
malgré les saignées, et lorsque la maladie a pénétré dans
le larynx, ce moyen n'est pas plus efficace pour en borner
l'étendue. »

Barthez, Rilliet, Valleix, Hardy et Béhier, dans leurs
ouvrages, tiennent le même langage.

Enfin M. Trousseau, dans ses leçons cliniques, ne cesse
de s'élever contre cette médication qu'il qualifie « d'essentiellement nuisible ».

Nous-même avons observé un certain nombre d'enfants qui avaient été traités dès le début par les sangsues,
et chez qui la terminaison funeste doit être rattachée à
l'inintelligence du traitement. Ces enfants arrivaient à
l'hôpital dans un état de prostration considérable, tout
traitement était devenu impossible, et la trachéotomie
pratiquée dans ces conditions était promptement suivie
d'accidents graves, tels que défaut de réaction ou réaction
intense, gangrène et diphthérite de la plaie. Ces enfants
succombaient tous au bout de quelques heures.

M. Barrier (1) est le seul auteur, à notre connaissance,
qui ne proscrive pas les émissions sanguines du traitement du croup, et encore ne les conseille-t-il que dans le
croup sporadique. « Il ne faut pas, dit-il, conclure du
croup endémique ou épidémique au croup sporadique.
Sans doute M. Bretonneau a pu dire avec juste raison que
les émissions sanguines n'arrêtent et ne ralentissent point

(1) *Traité des maladies des enfants,* 2ᵉ édition, 1860.

la marche de la diphthérite, et que les symptômes semblent
se développer avec une rapidité insolite chez les individus
cachectiques; mais ces remarques ne peuvent être appliquées à tous les cas, et nous croyons que les émissions
sanguines ne doivent pas être rejetées d'une manière
absolue. Voici quels principes doivent diriger le praticien dans leur emploi. Dans les croups sporadiques, à
moins que le sujet ne soit très faible ou parvenu à la
dernière période, il faut saigner au bras ou mettre des
sangsues, et faire quelquefois l'un et l'autre, suivant la
nature des circonstances, qu'on prend toujours en consi-
dération dans l'emploi des saignées en général, c'est-à-
dire suivant l'âge, la force du sujet, la forme plus ou
moins inflammatoire, et l'intensité du mal. »

Nous avons peine, pour notre compte, à comprendre
cette distinction admise au point de vue du traitement
par M. Barrier, entre les croups épidémiques et endé-
miques et les croups sporadiques. Nous admettons parfaitement que chaque épidémie rêvet une forme particulière, un cachet spécial qui imprime telle ou telle
modification au traitement ordinaire, mais nous ne
croyons pas qu'il faille admettre deux traitements si dis-
semblables, l'un pour le croup sporadique, l'autre pour
le croup épidémique. De deux choses l'une, ou la médication antiphlogistique est nuisible, ou elle ne l'est pas.
Si elle l'est, ce dont nous sommes convaincus, elle l'est
aussi bien pour le croup sporadique que pour le croup
épidémique. Nous savons très bien que les croups sporadiques sont, en général, beaucoup moins graves que les
croups épidémiques; alors on obtient un nombre de guérisons bien plus considérable, quel que soit le traitement
adopté, et c'est surtout dans ces cas qu'on a vu réussir

la médication antiphlogistique ; mais un mode de traitement ne doit pas être apprécié de cette façon, il faut un grand nombre de faits observés dans des conditions différentes, pourvu que la maladie soit toujours la même. Il est en effet bien reconnu maintenant qu'une foule de guérisons obtenues dans le croup par des traitements divers doivent être rapportées à la laryngite striduleuse ou au faux croup, maladie toujours bénigne.

Il faudrait admettre avec M. Barrier que tel traitement qui ne réussit pas en Touraine et à Paris, où le croup est endémique, réussit mieux à Lyon et ailleurs, où il ne s'observe que rarement, et n'est jamais épidémique comme dans les localités que nous venons de citer ; or, pareille supposition n'est pas admissible. Il est bien reconnu que les climats modifient la forme des maladies, que les maladies des pays chauds ne ressemblent pas toutes à celles de la France ; mais il est aussi reconnu que les mêmes maladies qui s'observent sous des latitudes différentes, quoique présentant de grandes diversités dans leur marche, leur forme, n'exigent pas un traitement opposé. Citons, par exemple, les fièvres bilieuses des pays chauds et celles qu'on observe assez souvent à Paris pendant l'été.

Les émissions sanguines ne sont point les seuls antiphlogistiques énergiques qui aient été proposés et mis en usage ; on a préconisé aussi les affusions froides et les contro-stimulants.

Nous renvoyons pour la médication contro-stimulante au chapitre dans lequel nous apprécions l'action des vomitifs, et notamment celle du tartre stibié donné suivant la méthode rasorienne.

Les affusions froides ont été conseillées dans le croup par plusieurs auteurs allemands, Baumbach, Dütersberg,

Bischof, qui ont cité quelques cas de guérison, malheureusement trop peu nombreux encore pour qu'on puisse
avoir une opinion arrêtée sur la valeur de cette méthode.
Les affusions froides étaient administrées de la manière
suivante : on plaçait l'enfant dans une baignoire, et on lui
versait sur toute la partie postérieure du tronc deux seaux
d'eau à 12 ou 13 degrés. Outre son action antiphlogistique, cette médication était peut-être utile comme antispasmodique.

Hanner, médecin de l'hôpital des Enfants de Munich,
a employé un traitement hydrothérapique différent : affusions froides sur le dos, enveloppement avec un drap
humide recouvert d'une couverture de laine, linges im-
bibés d'eau glacée sur le cou.

Le petit nombre de faits publiés ne permet pas d'appré-
cier la valeur de ce mode de traitement, nous dirons
seulement qu'il doit être employé avec la plus grande
précaution. Souvent des manœuvres hydrothérapiques
mal faites ont produit des affections thoraciques graves.

II. — Médication dérivative.

Dans ce chapitre nous passerons successivement en
revue divers moyens employés dans le but de détourner
sur le système cutané l'irritation inflammatoire qui se
porte sur la muqueuse respiratoire : tels que les vésicatoires, les sinapismes, ventouses, frictions, etc.

Vésicatoires. — Pendant longtemps les sangsues et les
vésicatoires ont composé le traitement du croup, ce n'est
que depuis une trentaine d'années qu'on s'est élevé contre
cette méthode. Malheureusement tous les médecins ne sont
pas encore convaincus du danger des vésicatoires, danger

bien connu de tous les élèves qui ont suivi l'hôpital des Enfants, où il ne se passe pas de mois qu'on n'y reçoive de pauvres enfants atteints de diphthérite cutanée presque toujours fatale, et dont le point de départ est un vésicatoire.

Il est peu de parties du corps accessibles aux épispastiques où l'on n'ait proposé d'employer des vésicatoircs, les uns simplement rubéfiants, les autres vésicants.

La grande majorité des médecins ne les employait qu'après avoir eu recours aux antiphlogistiques et aux vomitifs ; cependant il s'en est trouvé quelques-uns, Latour père et fils, et Desessarts, qui regardaient les vésicatoires comme le remède par excellence du croup, les appliquaient dès l'invasion de la maladie, et le plus souvent en collier autour du cou.

Cependant tous les auteurs ne se sont point accordés sur l'efficacité de ce moyen. Home le regardait comme inutile ; Rumsey et Leisler s'élevèrent contre son emploi ; Borrowe avait remarqué que la plaie produite par le vésicatoire passait dans quelques jours à la gangrène et aggravait l'état général des malades. Mais ce fut le petit nombre. Albers et Portal pensaient que les vésicants avaient pour effet principal de vaincre le spasme des muscles du larynx ; Jurine les recommande. Et si quelques médecins imbus des doctrines de Broussais leur préfèrent les saignées locales et générales, ils n'osent pas cependant les condamner, et se bornent à proscrire leur application au cou ; car, en agissant ainsi, dit Desruelles (1), on s'ôte la faculté de recourir aux applications de sangsues, et l'on doit craindre de déterminer vers la tête une congestion à laquelle les malades sont disposés

____

(1) Desruelles, *Traité du croup.*

par l'inflammation et le gonflement qui en résultent.

Bretonneau, le premier, prouva le danger des vésicatoires en publiant la relation de l'épidémie de Chenusson, dans laquelle il observa plusieurs vésicatoires gangrenés chez des enfants atteints de diphthérite; ne connaissant pas encore la diphthérite cutanée, il attribua cette complication à une disposition cachectique produite par le traitement mercuriel.

Les épidémies qui vinrent après celle de Chenusson montrèrent bientôt que l'ulcération du derme était une porte ouverte à la diphthérite, et prouvèrent le danger de ce mode de traitement.

Nul ne s'est élevé contre cette pratique avec plus de verve et plus de bon sens que le professeur Trousseau (1). « Que l'on veuille bien y réfléchir, dit-il, et l'on comprendra sans peine à quel point il est absurde, l'expression n'est pas trop dure, d'espérer quelque chose des vésicatoires dans cette affection. Supposons la fausse membrane tapissant le larynx : il ne s'agit plus alors de lutter contre la phlegmasie qui a été la cause de ces sécrétions couenneuses; on est en présence d'un corps étranger obstruant le passage de l'air dans l'arbre respiratoire : la fausse membrane n'est pas autre chose. Que prétendra-t-on faire avec des révulsifs, avec des vésicatoires, dont l'action est essentiellement dynamique, contre une lésion toute mécanique? Autant vaudrait les appliquer sur le cou d'un enfant suffoqué par un haricot qui serait passé dans la trachée. Assurément vous traiteriez d'insensée la conduite d'un chirurgien qui agirait ainsi dans une circonstance semblable, et cependant ce chirurgien ne ferait

____

(1) *Clinique de l'Hôtel-Dieu.*

rien autre chose que ce que fait un médecin lorsqu'il espère guérir le croup par les révulsifs cantharidiens.

» Il y a cette énorme différence toutefois, que dans le premier cas, si le traitement est inutile, du moins n'a-t-il aucun inconvénient, tandis que dans le second cas, les suites peuvent avoir les plus terribles conséquences. »

On sait en effet que chez un malade atteint de diphthérite, une plaie, un eczéma, la plus petite solution de continuité des téguments peut être le siége de nouvelles manifestations de la maladie. Une fois la diphthérite cutanée déclarée, on a beau lutter contre la maladie locale, on est impuissant contre les symptômes d'intoxication générale si fréquents dans cette forme de diphthérite.

Aussi nous proscrivons complétement les vésicatoires dans les affections diphthéritiques ; mais encore nous recommandons de suivre la pratique usitée dans les hôpitaux d'enfants de Paris, qui consiste à ne jamais employer de vésicatoire, n'importe dans quelle affection, tant que règne une épidémie de diphthérite.

Les mêmes dangers sont attachés à l'emploi de tous les médicaments employés en frictions qui peuvent dénuder le derme, tels que l'huile de croton, la pommade stibiée. Plusieurs modes de traitement qui rentrent dans la médication révulsive ne méritent pas les mêmes reproches : tels sont les ventouses sèches et les bains sinapisés.

Les ventouses sèches peuvent être utiles au début de l'affection pour combattre la période de sécrétion catarrhale qui précède toujours la formation des fausses membranes, et sont surtout indiquées lorsqu'il y a à redouter une complication thoracique. Mais il faut bien se garder qu'elles ne produisent la vésication, et par suite la dénudation du derme.

Les sinapismes, bains sinapisés, etc., etc., n'ont pas cet inconvénient ; ils agissent simplement comme rubé-fiants. Fréquemment répétés et appliqués sur des surfaces étendues, on en obtient de très bons effets. Albers raconte qu'il ne sauva son fils atteint pour la cinquième fois du croup (était-ce bien un croup véritable?) et me-nacé d'un danger imminent, qu'en tenant ses pieds et ses jambes couverts d'un sinapisme pendant vingt-quatre heures. Plusieurs médecins, entre autres Rilliet, de très regrettable mémoire, disent s'être très bien trouvés de faire envelopper les enfants dans un drap trempé dans de l'eau fortement sinapisée. Les bains de vapeur ont aussi été employés, et M. le professeur Natalis Guillot fait l'éloge de ce moyen dont il se sert avec succès.

Lavements purgatifs. — N'ont jamais été usités en France, mais à l'étranger. En Angleterre, Home, Mi-chaelis, Crawford, les employaient souvent. Autenrieth vantait beaucoup les lavements de vinaigre, et y joignait le singulier précepte d'ajouter par chaque lavement d'eau de son, autant de cuillerées de vinaigre fort que l'enfant avait d'années.

III. — Médication altérante.

Calomel. — En tête nous plaçons les préparations mer-curielles, qui ont eu longtemps une grande réputation dans le traitement du croup.

Les médecins de l'Amérique septentrionale sont les premiers qui aient mis le mercure au nombre des moyens spéciaux qu'on peut opposer au croup. Thomas Rond (de Philadelphie), mort en 1785, passe pour avoir donné le premier le calomel dans le croup. Bard, Bayley, Douglas, et surtout Rush, en ont dans la suite tellement exalté les avantages, que, selon Valentin, tous les médecins des États-Unis étaient partisans de ce remède. Ils pensaient qu'en augmentant les sécrétions muqueuses de la bouche et de l'arrière-gorge, qu'en donnant plus de fluidité aux matières sécrétées, le mercure pourrait prévenir la formation de la fausse membrane. Bard associait l'opium au calomel dans la proportion de 1/16ᵉ, ce qui devait modifier l'action nuisible de ce sel. Mais plusieurs médecins, Rush entre autres, regardaient cette addition comme nuisible, en empêchant l'effet du purgatif.

Rien de plus variable que les doses qu'ils prescrivaient. Les uns, comme Bard, ne donnaient que 4 à 6 grains (20 à 30 centigrammes) dans un jour. D'autres, tels que Rush, administraient 12 à 24 grains (60 à 120 centigr.). Le docteur Physick portait ce sel jusqu'à la dose d'un demi-gros (2 grammes) dans un seul jour chez des enfants âgés de moins d'un an. Il prétendait qu'à cette dose le calomel produisait un effet contro-stimulant (*counter action*) et une puissante révulsion sur les intestins.

Parmi les médecins anglais qui avaient adopté l'usage du calomel dans le traitement du croup, Valentin cite Dobson, Cheyne, et surtout Hamilton (James) (1). Ce praticien donnait 1 à 2 grains (5 à 10 centigr.) toutes les heures, chez les enfants d'un an, 3 grains (15 centigr.) à ceux de deux ans, et ainsi de suite, jusqu'à ce que la respiration fût plus libre. Alors il cessait graduellement, en laissant d'abord deux heures d'intervalle, puis trois et quatre, selon les symptômes.

Les médecins de l'Allemagne et du Nord de l'Europe

---

(1) *A Treatise on the menagement of female complaint.*

ont renchéri sur les Américains et les Anglais, en joignant au calomel les frictions mercurielles. Un d'eux, Autenrieth, imagina de faire du mercure la base de la curation du croup. Il entreprit d'éteindre l'inflammation des voies aériennes en en déterminant une autre sur l'intestin.

Il administrait le calomel dès le début, et en donnait d'abord autant de grains que l'enfant avait d'années ; mais au plus fort du mal, il élevait la dose du remède autant que possible. Il employait communément 15 à 20 grains de calomel (75 centigr. à 1 gram.) dans vingt-quatre heures, et faisait administrer simultanément des lavements fortement vinaigrés, dans le but d'exciter davantage les intestins sur lesquels il voulait déterminer une forte fluxion. Autenrieth dit avoir obtenu beaucoup de succès par cette méthode, mais il n'a pas manqué de censeurs qui ont accueilli avec défiance les résultats qu'il avait annoncés. Jurine et Michaelis furent de ce nombre.

En France, la médication altérante ne fut jamais recommandée qu'en seconde ligne, après les médications antiphlogistique et vomitive. Bretonneau, un des premiers, employa les mercuriaux avec succès et mit ce traitement en honneur ; il donnait 0,20 de calomel d'heure en heure, et faisait faire en outre des frictions avec 2 grammes d'onguent napolitain toutes les trois heures. Tout en se louant de cette méthode, Bretonneau en signala en même temps des inconvénients très graves, sur lesquels nous allons insister tout à l'heure. C'est pourquoi le traitement suivant, dû à M. Miquel (d'Amboise), fut bien plus employé.

M. Miquel (d'Amboise) recommande de donner alternativement toutes les deux heures 0,01 de calomel et 0,15 d'alun en poudre. Il espérait ainsi diminuer la plasticité du sang et favoriser l'absorption des produits organiques déjà déposés sur les muqueuses. En l'administrant d'après sa méthode, il pensait prévenir les accidents mercuriels et limiter la sphère d'action de l'agent thérapeutique à la partie qui est affectée dans le croup.

Depuis un certain nombre d'années, la médecine altérante est complétement tombée en discrédit, et nous n'hésitons pas, avec M. Trousseau, à la regarder comme aussi funeste que les émissions sanguines.

Examinons, en effet, quelle est l'action du mercure sur l'économie.

Les préparations mercurielles introduites dans l'économie agissent dans trois phases distinctes. Dans la première, action topique sur les muqueuses, irritante au point de devenir caustique; c'est ainsi que les mercuriaux purgent en agissant directement sur l'intestin. Deuxième et troisième phase : absorption et action générale consécutive à l'absorption ; action altérante, véritable cachexie prouvée par le refroidissement des sujets, l'état de dissolution et de fluidification du sang, amenant des hémorrhagies et des gangrènes.

Le mode d'action du mercure était un grand argument en sa faveur. Que pouvez-vous trouver de mieux que le calomel ? disent les partisans de la médication altérante. Le calomel agit d'abord directement, topiquement sur la muqueuse du pharynx, modifie sur son passage et les fausses membranes déjà organisées et la muqueuse qui allait devenir le siége de sa production, puis est absorbé et agit alors comme altérant, c'est-à-dire diminue l'état inflammatoire de l'organisme ; puis, éliminé, a une action directe et spécifique sur les membranes muqueuses, particulièrement celles des bronches, du larynx, du pharynx et de la bouche, et augmente la sécrétion du mucus si nécessaire pour favoriser le décollement et l'expulsion des fausses membranes.

Sans entrer ici dans les discussions théoriques sur la nature du croup et le mode d'agir des médicaments, nous dirons simplement que l'on a renoncé aux préparations mercurielles, parce qu'on y a reconnu les inconvénients suivants :

1° Si le mercure est donné à l'intérieur :

La *salivation*, qu'il est impossible de prévoir, car on voit des doses très petites produire une salivation très grave, tandis qu'à côté un enfant dans les mêmes conditions, mais de constitution différente, supporte impunément de fortes quantités de calomel;

Les *ulcérations* des gencives, la *gangrène* de la bouche;

Des *diarrhées* incoercibles, verdâtres, porracées ;

Des *hémorrhagies* et un véritable état cachectique qui vient compliquer la forme souvent adynamique de la maladie.

2° S'il est employé à l'extérieur en frictions :

Des *éruptions* mercurielles ;

Des *érysipèles* et des phlegmons du cou;

Et enfin des *ulcérations* qui peuvent ainsi devenir le siége d'une diphthérite cutanée, terrible complication.

Enfin, à propos des accidents causés par le traitement mercuriel, M. Bienfait (de Reims) a constaté quelques faits de diphthérite survenant chez des sujets soumis à ce traitement, notamment chez des accouchées menacées de péritonite et traitées par les frictions d'onguent napolitain ; toujours il a vu la mort survenir très rapidement, en deux ou trois jours et d'une façon subite.

Après les préparations mercurielles, viennent les alcalins, sur lesquels on a fondé de grandes espérances. Le bicarbonate de soude, les chlorates de potasse et de soude en France, le carbonate de potasse en Allemagne, sont les préparations qui ont été surtout expérimentées.

Bicarbonate de soude. — Marchal (de Calvi) est un des premiers promoteurs de la médication alcaline. Il avait été porté à l'administrer d'après cette idée théorique, que les alcalins ayant la propriété de ramollir et de dissoudre la fibrine, c'était le plus sûr et le meilleur moyen d'agir sur la fausse membrane. Nous ne suivrons pas M. Marchal dans les considérations qu'il a cru devoir émettre pour appuyer cette idée, et nous ne discuterons pas avec lui la question de savoir si le sang contient plus de fibrine dans la diphthérite.

Marchal emploie le bicarbonate de soude en potion à la dose de 12 grammes par jour, 1 gramme par heure ; Baron, médecin de l'hôpital des Enfants assistés de Paris, employait le bicarbonate de soude sous forme d'eau de Vichy naturelle ou artificielle, soit simplement dissous dans un julep gommeux. La dose était de 4 à 12 grammes par jour. Un moyen presque mathématique d'atteindre et de ne pas dépasser la dose convenable, consiste à se faire présenter tous les jours l'urine des petits malades et à y tremper un papier de tournesol rougi. La quantité ingérée sera suffisante quand l'urine sera devenue unpeu alcaline.

Comme nous n'avons jamais employé ni vu employer la médication alcaline, nous allons indiquer, d'après les auteurs, quelles sont les conditions nécessaires pour que ce médicament réussisse.

Le traitement alcalin doit être commencé dès le début. Il ne peut rien contre la fausse membrane elle-même ; quand la médication est commencée à temps dans la période prodromique ou même dans la première période, quand l'énanthème n'est pas très confluent et qu'on a soin de tenir le malade sous l'influence du médicament pendant cinq à six jours, on en obtient les plus heureux résultats.

Donnés trop tard, mal à propos, à dose insuffisante, les alcalins n'agissent plus, ce qui explique pourquoi cette méthode compte si peu de partisans.

Il n'en est pas de même d'autres sels alcalins qui ont une efficacité incontestable contre les affections diphthé-ritiques, tels que le chlorate de potasse et le chlorate de soude, que nous ajoutons ici comme appendice à la médi-cation altérante.

Chlorate de potasse. — C'est le seul médicament, à notre connaissance, dont la propriété dissolvante des fausses membranes ne puisse être contestée. Son effica-cité admise par tout le monde dans le traitement de l'angine et de la stomatite diphthéritique est plus contestée lorsqu'il s'agit du croup.

Robert Thomas, de Salisbury, est le premier médecin qui l'ait proposé comme antiseptique contre l'angine maligne.

Plus tard, Hunt, West, Babington en Angleterre, He-noch en Allemagne, l'employèrent contre la gangrène de la bouche chez les enfants.

Mais ces faits étaient restés dans l'oubli, lorsqu'en 1855 MM. Herpin (de Genève) et Blache appelèrent l'attention des praticiens français sur l'utilité du chlorate de potasse dans la stomatite mercurielle. M. Blache étendit bientôt son expérimentation aux autres espèces de stomatite, et obtint des succès remarquables dans la stomatite ulcéro-membraneuse et dans l'angine couenneuse.

L'emploi de ce médicament est très rationnel. Des nombreuses expériences de M. Isambert, il résulte que le chlorate de potasse est éliminé par la plupart de nos sécrétions. Les deux voies principales d'élimination sont l'urine et la salive. Cinq minutes après avoir pris le chlorate, le réactif en accuse déjà des traces dans la salive, et l'on en retrouve pendant un espace de temps qui varie de quinze à trente-six heures. Le principal phénomène physiologique est une salivation marquée qui exerce une action rapide sur les fausses membranes. Dans plusieurs cas où ce médicament a été sans effet, nous avons remarqué que la salivation avait fait complétement défaut ; et cependant la dose était toujours la même. On le donne habituellement à la dose de 4 grammes dans une potion gommeuse de 120 grammes, et l'on dissimule sa saveur par une forte quantité de sirop d'écorce d'orange. La plupart des enfants que nous avons observés prenaient très bien cette potion. On a aussi fait des pastilles de chlorate de potasse, chacune contient 20 centigrammes de ce sel ; mais on comprend qu'il faille absorber un grand nombre de pastilles pour arriver à la dose de 4 grammes. Nous avons essayé cette préparation : les enfants s'en dégoûtaient promptement, et ces pastilles leur causaient une soif très vive. Nous n'avons donc pas retrouvé dans les pastilles de chlorate de potasse tous les avantages que leur attribue Cullerier dans le traitement préventif de la stomatite mercurielle.

Personne ne conteste plus l'utilité du chlorate de potasse dans le traitement de l'angine couenneuse, mais il n'en est plus de même lorsqu'il s'agit du croup. Préconisé d'abord comme un spécifique infaillible, il a été au bout de quelques années rejeté comme infidèle. Exagération

de part et d'autre. Jamais, nous le craignons du moins, on
ne trouvera un remède spécifique contre la diphthérite,
pas plus que contre les autres maladies toxiques, telles
que le typhus, etc., etc., et d'un autre côté nous croyons
utile de prescrire le chlorate de potasse dans tous les cas
de croup, sans pour cela prédire une prompte guérison.
Plusieurs observations insérées dans le mémoire de
M. Isambert sur le chlorate de potasse renferment des
faits de guérison obtenue sans aucun autre traitement.
Après lui, MM. André et Millard, dans leur thèse, vantèrent
ce médicament et se louèrent de ses bons résultats dans
le croup.

Au moment où nous écrivons ces lignes, le chlorate de
potasse a beaucoup perdu de sa faveur, même à l'hôpital
des Enfants ; cependant il est toujours employé dans le
service de M. Blache, et sans avoir une opinion bien
arrêtée sur son efficacité dans le croup, nous recommandons son emploi en citant cette conclusion de la thèse de
M. Millard :

« Le chlorate de potasse me semble favoriser souvent
la guérison des opérés, et comme, en tout cas, il est parfaitement inoffensif, je ne vois aucun inconvénient à
l'administrer. »

IV. — Médication vomitive.

Les vomitifs ont, de tout temps, été employés dans le
croup. Recommandés par les anciens auteurs, leur utilité
est généralement reconnue. On peut dire que la médication vomitive est la seule qui ait obtenu l'assentiment
général : à toutes les époques l'émétique était le médicament employé. Albers, Borrowe, Michaelis, Crawford,

Rush, le regardaient comme le médicament héroïque par excellence dans le traitement du croup. Nous ne discuterons pas avec Pinel, Portal, Schvilgué, Desessarts et Royer-Collard, s'il faut administrer les émétiques à la première ou à la seconde période du croup, ou s'il faut réserver ce traitement pour les cas de croup sthénique.

Les vomitifs doivent être employés dès le début et fréquemment répétés, de la sorte on en obtient de bons effets. C'est ce qu'a montré Valleix par son relevé : dans 53 cas tirés de divers auteurs, on a employé l'émétique et l'ipécacuanha comme médications principales 31 fois, et il y a eu 15 guérisons, c'est-à-dire près de la moitié ; tandis que dans 22 autres où les vomitifs n'ont été donnés qu'avec parcimonie, il n'y a eu qu'une seule guérison. Différence énorme, qui, malgré le petit nombre des observations, ne doit pas être considérée comme une simple coïncidence.

En effet, parmi les 31 sujets traités par les vomitifs énergiques, 26 ont rendu des fausses membranes dans les efforts du vomissement, et de ce nombre 15 ou près des 3/5es ont guéri. Les 5 autres au contraire n'ont pas rendu un seul fragment de fausse membrane, et sont morts. Restent maintenant les 22 sujets chez lesquels les vomitifs n'ont été employés que d'une manière timide et comme médication secondaire. De ce nombre 2 ont rejeté des fausses membranes et 1 a guéri ; les 20 autres n'ont pas rendu de lambeaux pseudo-membraneux, et sont tous morts.

A ce relevé nous devons joindre les 24 cas de croup cités par le docteur Gaussail, dans lesquels dès le début on avait administré le tartre stibié uni à l'ipéca : 3 malades seulement ont succombé, et chez ces derniers le médicament avait été mal administré.

Les faits que nous avons observés ne nous permettent pas de promettre toujours par ce traitement un aussi grand nombre de guérisons. En effet, nous avons vu un certain nombre de malades guéris du croup par les vomitifs; mais nous en avons vu encore un bien plus grand nombre chez lesquels ce traitement, inauguré dès le début avec la même surveillance, n'a pu empêcher les progrès de la maladie et préserver les malades de la trachéotomie.

Quoi qu'il en soit, nous regardons la médication vomitive comme la meilleure dans le traitement du croup. L'administration du vomitif est presque toujours suivie d'un soulagement momentané, et en y revenant deux à trois fois par jour, comme nous l'indiquerons tout à l'heure, on réussit à s'opposer aux progrès de l'asphyxie.

Nous devons cependant signaler ici un inconvénient que nous avons observé plusieurs fois à la suite de l'administration des vomitifs. Il arrive quelquefois que les efforts des vomissements n'ont pas été suffisants pour expulser la fausse membrane; elle reste seulement détachée, flottante, et dans ces cas vient obstruer la glotte et amène des accès de suffocation très graves. C'est ainsi que nous avons été témoins de plusieurs faits dans lesquels le malade se trouvait beaucoup plus oppressé après les vomissements, et plusieurs fois même nous avons observé des accès de suffocation tellement graves, qu'il a fallu avoir recours à la trachéotomie.

Heureusement ces cas sont rares, et en général un second vomitif, si toutefois l'état de l'enfant le permet, suffit pour faire disparaître ces accidents de suffocation en amenant l'expulsion de la fausse membrane.

La seule méthode de traitement médical qui nous ait

donné de bons résultats dans le croup réside dans l'emploi des vomitifs ; mais ces médicaments n'agissent que comme procédé mécanique, en expulsant les fausses membranes par les efforts du vomissement. Il ne faut donc pas chercher à obtenir une action générale, comme l'ont proposé quelques médecins en donnant le tartre stibié à haute dose.

Autrefois l'émétique était le seul vomitif employé ; plusieurs autres ensuite ont eu la vogue, ce qui tient à ce qu'on les a vantés en même temps comme des spécifiques, tels sont le sulfate de cuivre et le polygala.

Nous allons donc successivement examiner les divers médicaments employés dans le croup pour obtenir un effet vomitif, en ayant soin de faire ressortir les inconvénients et avantages attachés à chacun d'eux.

Ipécacuanha. — C'est le seul employé à l'hôpital des Enfants. L'ipéca produit très bien le vomissement et n'a aucune influence dépressible sur l'état général. Son seul inconvénient, quand il est répété, est de causer de la diarrhée.

C'est pourquoi, au lieu de le donner d'une façon continue et prolongée, il vaut bien mieux le prescrire à petite dose pour provoquer seulement deux ou trois vomissements, et y revenir dans la journée, si le premier vomitif n'a pas été suivi d'amélioration. En agissant ainsi, on ne fatiguera pas les enfants, qui pourront s'alimenter, et l'on évitera les effets purgatifs du médicament. Cependant il ne faut pas revenir au vomitif plus de trois fois par jour.

La meilleure préparation de l'ipéca, à notre avis, est le sirop. On le donne à la dose de 30 grammes, auxquels on ajoute 50, 60, 80 centigrammes et même un gramme de poudre, suivant l'âge de l'enfant, à prendre par cuillerée à café de cinq en cinq minutes jusqu'à deux ou trois vomissements. L'effet obtenu, on suspend, pour recommencer quelques heures après, si l'on n'a pas obtenu d'amélioration.

Rarement nous avons vu l'ipéca, le vomitif successif par excellence, manquer son effet. Il faut en excepter les jeunes enfants au-dessous de deux ans, chez qui la tolérance de ce médicament s'établit plus facilement.

Le *tartre stibié*, soit seul, soit uni à la poudre d'ipéca, est aussi un très bon moyen à employer. Nous le recommandons aussi, mais à petite dose, 10 centigrammes au plus. Si nous ne le mettons qu'en seconde ligne après l'ipéca, c'est qu'il ne réussit pas là où l'ipéca a échoué, et a de graves inconvénients, tels que de causer aux enfants une soif vive, atroce, quelquefois insupportable ; de produire des diarrhées avec selles verdâtres, porracées, très rebelles, et enfin de jeter les petits malades, quand son emploi est longtemps continué, dans un état adynamique très grave, caractérisé par la prostration, pâleur du visage, tendance aux lipothymies et aux syncopes.

Nous ne saurions donc trop blâmer un nouveau mode d'administration du tartre stibié qu'on a préconisé dans ces derniers temps, et qui consiste à traiter le croup par la potion stibiée à haute dose, continuée sans interruption pendant un certain temps. Des médecins qui ont proposé ce moyen, les uns n'ont cherché que l'effet vomitif, les autres ont cru obtenir une action générale sur l'économie, une action hyposthénisante, antiphlogistique. A ce titre, le tartre stibié devait être placé par nous dans le chapitre où il a été question de la médication antiphlogistique ; mais pour ne pas scinder l'histoire d'un médicament, nous avons préféré indiquer ici, et les résultats qu'on a obtenus par cette méthode, et les inconvénients que nous y avons trouvés.

L'émétique, comme contro-stimulant, avait été proposé, mais non employé par Laennec. Plusieurs médecins, parmi lesquels nous citerons M. Bazin, avaient rapporté quelques cas de guérison de croup par l'emploi du tartre stibié à dose rasorienne; mais ces faits étaient presque oubliés, lorsqu'en 1859 MM. Bouchut et Constantin (d'Amiens) remirent ce traitement en honneur.

Ces deux médecins employaient la formule suivante.

M. Bouchut :

> Julep gommeux. . . . 100 gram.
> Sirop diacode. . . . . 15 gram.
> Tartre stibié. . . . . 50 à 75 centigr.

Une demi-cuillerée à bouche à prendre toutes les heures.

M. Constantin :

> Julep gommeux. . . . 250 gram.
> Sirop de morphine. . 60 gram.
> Émétique. . . . . . . 1 gram.

Ce dernier médecin emploie le tartre stibié à haute dose avec audace, puisqu'il a administré à des enfants de trois à quatre ans jusqu'à 9 grammes d'émétique (1) dans l'espace de trois à quatre jours, et il n'a jamais observé d'accidents, si ce n'est quelques légères éruptions stibiées.

A l'appui de son traitement, M. Constantin cite 46 guérisons sur 53 cas de croup.

M. Bouchut commença par donner cinq observations

(1) *Gazette des hôpitaux,* 1850.

de croups confirmés guéris par ce moyen. Dans deux cas il y avait eu rejet de fausses membranes (1).

Dès lors l'élan était donné, et l'on trouve dans les journaux de médecine plusieurs observations de guérison de croup, toutes à l'appui de cette méthode.

M. Nonat a obtenu 3 guérisons sur 3 cas.

Le docteur Bedère publia une observation dans laquelle une petite fille, d'une très chétive constitution, guérit après avoir pris en trois jours 1 gramme 50 centigrammes d'émétique.

Le docteur Ricordeau, une observation.

Le docteur Baizeau, trois observations (2).

Si bien que M. Bouchut put recueillir un relevé de 88 guérisons sur 115 cas de croup.

Nous ne voulons nullement contredire ici les chiffres donnés par M. Bouchut ; mais nous ferons seulement observer que dans cette statistique entrent les 53 cas tirés de Valleix, et dans lesquels l'émétique n'avait pas été employé seul, ou du moins n'avait pas été administré par cette méthode que nous n'hésitons pas à qualifier d'irrationnelle.

« Le tartre stibié, dit M. Bouchut, est dans ces cas employé comme dans la pneumonie aiguë, et, sauf exception, il ne produit pas d'affaiblissement ni de prostration inquiétante. »

Nous allons montrer tout à l'heure que tous les médecins n'ont pas été aussi heureux que M. Bouchut ; mais nous ne pouvons laisser passer sous silence ce rapprochement entre deux maladies si différentes, telles que la pneu-

(1) *Journal de médecine pratique*, 1859.
(2) *Gazette des hôpitaux*, 1859, n° 48.

monie aiguë et la diphthérite. Nous comprenons très
bien le traitement de la pneumonie, maladie inflammatoire par excellence, par le tartre stibié; mais nous ne
comprenons pas qu'on puisse guérir par le même moyen
une maladie éminemment septique comme la diphtérite,
maladie dans laquelle on rencontre si souvent, dès le début, faiblesse générale, prostration, pâleur de visage,
absence de réaction fébrile et état adynamique assez pro-
noncé.

Bien avant M. Bouchut, M. Gigon (d'Angoulême), dès
l'année 1853, employait l'émétique à haute dose contre
le croup. Il ne cherchait pas dans le médicament l'effet
vomitif, mais il croyait que l'émétique agissait en s'adres-
sant directement à la diathèse morbide.

« A dose vomitive, dit-il, on ne combat qu'un accident,
l'obstruction du larynx. Tandis que l'émétique à haute
dose, ce fluidifiant par excellence, combat la diathèse
morbide sous l'influence de laquelle l'albumine du sang
se concrète et passe à l'état de membrane. De la sorte,
le médicament s'attaque à l'essence, à la spécificité même
de la diphthérite. »

Ce médecin pense que les croups que l'on a donnés
comme guéris par les vomitifs administrés coup sur coup,
l'étaient bien moins par l'action vomitive que par l'émétique absorbé par les petits malades.

A la théorie de M. Gigon nous répondons ceci :

Il est à peu près admis généralement que la diphthérite est une maladie générale, *totius substantiæ;* or, une
des preuves les meilleures que l'on puisse donner à
l'appui de cette opinion, consiste dans une altération particulière du sang trouvée à l'autopsie d'enfants ayant succombé aux formes les plus graves de diphthérite infec-

tieuse, altération caractérisée par une coloration noire *sépia*, avec un état diffluent et poisseux du sang, qui n'est coagulé nulle part, ni dans les gros vaisseaux, ni dans le cœur. Si donc dans la diphthérite il existe, comme le prouvent les recherches cadavériques, une disposition à la fluidification du sang qui est la cause ou l'effet de la maladie, à quoi bon donner un médicament qui a la propriété d'augmenter cet état diffluent? N'est-ce pas donner de nouvelles forces à la maladie et l'activer au lieu de la combattre?

M. Korturn (de Doberan) recommande de même le tartre stibié, non comme vomitif, mais comme modification générale.

M. Chapelle (d'Angoulême), comme son confrère M. Gigon, employait le même traitement. En 1852, il envoyait à l'Académie de médecine un mémoire sur le traitement du croup par le tartre stibié à dose rasorienne.

Mais, en 1859, il envoie un second mémoire dans lequel il déclare que les succès obtenus au début de cette médication ont été suivis de revers si nombreux, qu'il a été forcé de l'abandonner.

Dans les hôpitaux d'enfants de Paris, cette méthode n'a jamais donné de bons résultats ; loin de là, elle est regardée comme nuisible. Pour s'en convaincre, il suffit de lire les thèses des anciens internes de ces hôpitaux, la plupart soutenues sur le croup et la diphthérite.

Citons seulement quelques faits de la thèse de M. Garnier (1), qui expose les faits de diphthérite observés dans le service de son maître, M. Barthez, à l'hôpital Sainte-

____

(1) Garnier, *Thèses de Paris,* 1860.

Eugénie, pendant l'année 1859 ; nous extrayons le passage suivant à l'article *Traitement du croup* :

« *Émétique à haute dose.* — Ce mode de traitement a été employé six fois. Dans trois cas la trachéotomie dut être pratiquée, et les trois sujets succombèrent.

» Le premier enfant y fut soumis dès le début du croup, et prit ce médicament pendant trois jours, à la dose de 20 centigr. ; des vomissements abondants sans diarrhée se produisirent, mais la dyspnée n'en fit pas moins des progrès, et l'opération devint nécessaire. Les deux autres sujets prirent seulement pendant un jour 20 centigr. d'émétique : chez l'un il détermina de la diarrhée seulement, chez l'autre de la diarrhée et des vomissements. Nous ne parlons pas d'un quatrième enfant chez lequel les premières cuillerées d'une potion de 60 centigrammes déterminèrent une telle diarrhée, qu'on dut en suspendre l'emploi.

Sous l'influence des préparations stibiées, trois enfants ont échappé à la trachéotomie. Le premier prit pendant quatre jours 20 centigrammes d'émétique ; le premier jour il eut des selles abondantes, et les autres jours de la diarrhée et des vomissements. La première période du croup ne fut pas dépassée, mais le sujet mourut subitement, alors que les accidents laryngés avaient disparu.

» Le deuxième prit pendant trois jours 20 centigr. d'émétique, et eut des vomissements et de la diarrhée : il guérit.

» Le troisième enfant fut le plus gravement atteint, et l'asphyxie en vint à un tel point, que l'opération fut jugée nécessaire : chez lui l'émétique présenta cette particularité, que l'effet vomitif ne se manifesta souvent que six ou sept heures après son ingestion. Six potions de 20 centigr. furent administrées et la guérison obtenue.

On le renvoya dans sa famille ; mais deux ou trois jours après, il succomba subitement. »

Le faits qui nous sont personnels sont au nombre de six, et fournissent les mêmes résultats.

Sur six enfants qui furent soumis à la potion stibiée, trois la prirent pendant deux jours : selles nombreuses et vomissements ; l'asphyxie n'en fit pas moins des progrès, et la trachéotomie dut être pratiquée. Chez deux autres enfants, les premières cuillerées de la potion déterminèrent une telle diarrhée avec prostration et pâleur de la face, qu'on fut forcé de la suspendre.

Enfin, le dernier mourut subitement, après avoir pris la potion stibiée pendant une journée.

Ces faits ne sont pas assez nombreux pour que nous puissions en tirer une conclusion absolue ; ils prouvent seulement qu'il y a des cas où le tartre stibié à haute dose est nuisible.

Nous ferons aussi la réflexion suivante : sur 12 cas, nous avons eu 3 morts subites.

Les observations de mort subite dans la diphthérite ne sont pas rares comme dans toutes les maladies septiques, telles que la fièvre puerpérale, la variole hémorrhagique, la scarlatine maligne, etc. ; mais jamais cet accident ne se montre en si grande proportion. Le médicament n'aurait-il pas été pour quelque chose dans cette terminaison si fâcheuse (1) ?

Sulfate de cuivre. — Comme vomitif, ce médicament est assez employé, et plusieurs auteurs le mettent même

---

(1) Voyez, pour plus amples détails, le travail publié à ce sujet par l'un de nous : *Nouvelles remarques sur l'emploi du tartre stibié à haute dose dans le croup,* par F. Bricheteau (*Bulletin de thérapeutique,* mai 1862).

au-dessus de l'ipécacuanha et du tartre stibié; nous-même avons vu le sulfate de cuivre amener le vomissement chez des enfants qui avaient déjà pris, mais en vain, des doses assez fortes de sirop et de poudre d'ipéca.

Le docteur Hoffmann, en 1821, est le premier qui ait préconisé son emploi.

Le professeur Stœber (de Strasbourg) en fait les plus grands éloges. Il faut l'administrer à petites doses, 20, 30 à 40 centigrammes au plus. On lui a reproché d'être très irritant pour la muqueuse stomacale, et de produire des douleurs gastriques assez vives.

En outre, ce médicament a été préconisé comme altérant et spécifique. Pour cet effet, on le donne en poudre à doses réfractées, et on le continue pendant plusieurs jours. Cette méthode a été surtout employée par les médecins d'outre-Rhin.

Kermès. — Jamais administré comme vomitif, mais seulement comme expectorant.

Sulfure de potasse. — Proposé pour la première fois par l'auteur d'un des mémoires envoyés au grand concours de l'année 1808, ce sel a été vanté comme spécifique assuré, puis il est tombé dans un discrédit complet. Sa saveur désagréable, la difficulté de le faire prendre aux jeunes malades, en ont été sans doute la cause. On trouve cependant dans les auteurs quelques exemples incontestables de guérison du croup par ce médicament. Maunoir (de Genéve) s'en est bien trouvé à la dose de 60 à 90 centigrammes en vingt-quatre heures, dans un looch blanc.

Le sulfure de potasse dans quelques cas ne produit pas d'évacuations alvines ni de vomissements; d'autres fois il purge abondamment. On lui reproche de provoquer des accidents graves, des vomissements, des coliques et une diarrhée colliquative, de blanchir l'intérieur de la bouche et de produire des douleurs épigastriques.

C'est un médicament qu'il faut donner avec prudence. On en prescrira 10 à 20 centigrammes au plus toutes les sept heures, de manière à ne pas dépasser 1 gramme en vingt-quatre heures. Il vaut mieux le donner en sirop. Klaproth a inventé un sirop dont la composition ne diffère pas de celui de Chaussier.

On mêle 80 centigrammes de ce sel avec 30 grammes de sirop simple, et toutes les deux heures on donne une cuillerée du mélange.

Dans cette avant-dernière année, le docteur Bienfait (de Reims) a publié (1) un travail dans lequel il vante ce médicament. Son mémoire est un résumé sommaire d'une pratique de onze années, pendant lesquelles il a eu à traiter 16 cas de croup primitif. Sur ce nombre, 10 appartiennent à une première période pendant laquelle il employait le traitement ordinaire, mercuriaux, vomitifs, etc. 9 moururent, dont 2 dans la convalescence ; un seul guérit.

Les 6 autres cas forment une catégorie dans laquelle le foie de soufre est venu remplacer le calomel comme base de médicament : 6 cas, 3 succès. La dose employée était 15 centigrammes dans un looch de 120 grammes.

M. Bienfait dit n'avoir jamais observé les accidents produits par ce médicament, ce qui tient sans doute à la dose peu élevée à laquelle il l'administrait.

Comme appendice à la médication vomitive, nous plaçons ici quelques médicaments qui, à haute dose, peu-

(1) *Gazette hebdomadaire*, 1859.

vent produire des vomissements, mais qui ne sont jamais employés que comme expectorants.

Polygala. — Citons d'abord le polygala, qui rend de très grands services dans les affections catarrhales des bronches qui accompagnent si souvent le croup, et qu'on voit persister longtemps après. L'histoire du *polygala senega* est une preuve de la facilité avec laquelle un médicament nouveau prôné avec enthousiasme acquiert la réputation presque toujours usurpée de spécifique dans le traitement des maladies.

En 1791, le docteur Archer, du comté de Harfort, dans le Maryland, administra le premier la racine de *polygala senega* dans le croup. Ses essais furent suivis avec succès par deux de ses fils. John Archer, l'un d'eux, fit connaître dans une lettre au docteur Barton (de Philadelphie), et dans sa dissertation inaugurale, la marche qu'il suivait dans le traitement du croup.

John Archer (1) conseillait de faire bouillir doucement dans un vaisseau clos une demi-once de racine de *polygala senega* concassée dans 8 onces d'eau de fontaine, jusqu'à réduction de 4 onces. On donne de cette décoction une cuillerée à café chaque heure ou chaque demi-heure, selon l'urgence des symptômes. Il prescrivait aussi quelquefois le polygala en poudre à la dose de 4 à 5 grains délayés dans un peu d'eau.

Ce médecin considérait le polygala comme expectorant, et il lui attribuait la propriété spéciale de provoquer l'expectoration de la fausse membrane formée dans le croup. Malgré sa grande confiance dans ce médicament,

---

(1) *An inaugural dissertation on Cynanche trachealis commonly called Croup or Hives.*

John Archer ne laissait pas d'y joindre très souvent l'administration interne du calomel et les frictions mercurielles autour du cou.

La racine du polygala est un excitant énergique qui, à dose élevée, occasionne des vomissements. Comme tel il modifie la sécrétion muqueuse des voies aériennes, et peut favoriser l'expulsion des concrétions membraniformes.

Le docteur Thomas Massie (1) a fait sur l'action du polygala des expériences desquelles il résulte que cette substance accélère les pulsations artérielles, augmente la chaleur de la peau, détermine souvent une sensation de chaleur brûlante dans la gorge et l'estomac, et quelquefois une augmentation de la sécrétion muqueuse du larynx et de la trachée, avec expuition.

Ce médicament nous a été très utile pour combattre les affections pulmonaires catarrhales que nous avons rencontrées en si grand nombre chez nos petits opérés du croup par la trachéotomie. En général, nous l'associons aux médicaments suivants :

Kermès. — Nous avons donné le kermès comme expectorant, à petite dose, 10 à 20 centigrammes au plus dans une potion composée d'une infusion de polygala avec sirop de Tolu.

L'*oxymel scillitique* peut aussi être employé de la même manière, mais nous lui préférons le kermès.

Soufre. — Ce médicament, à petites doses, avait été proposé autrefois, puis il a été repris ces derniers temps par deux médecins, MM. Duché et Sénéchal (2). Ils recom-

(1) *An experimental inquiry into the properties of the Polygala senega.*

(2) *Gazette hebdomadaire,* 1859.

mandent la fleur de soufre en insufflations pharyngiennes et nasales fréquemment répétées, et à l'intérieur ils donnent ce médicament mêlé à du miel, par cuillerées à café, aussi fréquemment que possible.

Mais que penser d'un traitement basé sur l'hypothèse suivante, que « les pseudo-membranes qui constituent les diverses affections couenneuses pourraient bien n'être, en réalité, qu'un parasite végétal » ? Le soufre, qui détruit l'oïdium, est administré par analogie.

Or, il est bien prouvé par les études micrographiques que les exsudations diphthéritiques n'ont aucun rapport avec les parasites végétaux.

Sternutatoires. — L'emploi des sternutatoires est aujourd'hui tombé dans un discrédit complet. Cependant il nous semble à priori, disent Barthez et Rilliet (1), que l'éternument, qui n'est autre chose qu'une violente expiration, doit être un moyen précieux de favoriser le décollement et le rejet de la fausse membrane, et, sous ce rapport, cette médication peut être assimilée à la médication vomitive. Toutefois Guersant pense que l'utilité de ces divers moyens est assez restreinte, parce que, suivant lui, les secousses de la toux et du vomissement ne peuvent avoir quelques chances de succès que lorsque des mucosités abondantes sont sécrétées dans les bronches, soulèvent les fausses membranes et en facilitent l'expulsion ; elles échouent quand la toux est constamment sèche, parce que la colonne d'air glisse, sans l'ébranler, sur la surface de la pellicule couenneuse, trop intimement unie à la muqueuse sous-jacente.

Si l'on veut recourir à ce moyen, on introduira de la

______

(1) *Maladies des enfants,* tome Ier.

poudre de tabac dans les narines de l'enfant, ou mieux de la poudre Saint-Ange, composée d'un mélange des poudres d'asarum, de bétoine et de verveine.

Néanmoins on ne saurait être trop réservé sur l'emploi de ce moyen. Dans la diphthérite, la moindre irritation des muqueuses ou de la peau est suivie le plus souvent de la formation de fausses membranes. Le coryza diphthéritique est une complication fâcheuse que nous devons nous garder de provoquer, et qu'on traitera par la poudre de chlorate de potasse au moindre écoulement nasal suspect.

V. — Médication antispasmodique.

Les antispasmodiques les plus divers ont été employés dans le croup, à l'époque où l'on croyait que cette maladie pouvait être classée dans les affections nerveuses ou spasmodiques. Toutefois il n'existe pas dans les auteurs une seule observation de vrai croup traité par cette méthode seule. Les faits de guérison due à cette méthode doivent évidemment être rapportés à la laryngite spasmodique. A mesure que cette maladie fut mieux étudiée, on comprit que les accidents nerveux, les spasmes, étaient des symptômes de l'état phlegmasique des voies aériennes, et ces médicaments tombèrent peu à peu dans l'oubli. Ce n'est donc qu'à titre de mention que nous passerons successivement en revue les divers antispasmodiques employés :.

Asa fœtida. — Jurine se louait beaucoup de ce médicament. Millar en avait fait une potion très célèbre; mais on sait que ce n'étaient pas de véritables croups qui firent la réputation de ce médicament. Thomson, Undervood,

Cheyne, firent un grand éloge de cet antispasmodique qu'ils donnaient principalement en lavements. Vieusseux prescrivait aussi l'asa fœtida sous diverses formes.

Musc et camphre. — Wichman donne au musc les mêmes éloges que Millar accordait à l'asa fœtida. Albers et Olbers se prononcent en faveur d'un mélange de musc et de camphre qu'ils administraient, disaient-ils, avec un succès extraordinaire dans la deuxième période, et lorsque la maladie présentait la forme qu'ils appelaient typhoïde ou asthénique.

Opium. — Le célèbre Ruysch faisait usage du laudanum, qu'il donnait vers la fin de la maladie pour calmer la toux, qui persiste souvent longtemps dans la convalescence. Gregory prétendait que la teinture d'opium était très efficace ; le docteur Hendrick prescrivait la même teinture à la dose de six gouttes toutes les heures, jusqu'à ce qu'il eût produit un effet soporifique qui calmait l'accès du croup. Quant à nous, qui savons combien l'opium est nuisible aux enfants, et même qu'à très petite dose, on peut produire des empoisonnements terribles, nous avons peine à comprendre cette méthode de traitement.

L'éther était employé en frictions par Pinel. Jurine le donnait aussi à l'intérieur, associé à la teinture de succin.

Belladone. — Les heureux effets qu'on obtient de ce médicament dans la coqueluche le firent essayer, mais inutilement, dans le croup.

D'après ce que nous avons dit de la nature du croup, telle que nous l'envisageons, la médication antispasmodique est d'une inutilité complète ; nous ne l'avons jamais vue employée.

Comme appendice nous plaçons deux médicaments dont l'effet n'est nullement antispasmodique, mais qui sont très utiles pour modérer l'élément inflammatoire fébrile qui existe dans certains cas : ce sont l'*aconit* et la *digitale*.

La préparation qui convient le mieux est la teinture, de 8 à 15 gouttes, suivant l'âge des enfants. La teinture de digitale doit être donnée à moins forte dose.

VI. — Médication topique.

La médication topique, dans laquelle nous rangeons l'application d'astringents et de caustiques portés directement sur la muqueuse respiratoire recouverte de fausses membranes, sous quelque forme que ce soit (topiques pulvérulents, liquides ou gazeux), ne joue pas un grand rôle dans le traitement du croup proprement dit, vu la difficulté de pénétrer dans un organe aussi délicat que le larynx. Ce traitement, purement local, doit être réservé pour l'angine couenneuse; là il a beau jeu, et son application est aussi facile que les résultats en sont satisfaisants. Mais comme l'angine couenneuse précède très souvent le croup, qui n'est alors qu'un progrès de l'angine, nous avons cru à propos de parler des divers topiques employés dans le traitement de cette maladie, qui n'est presque toujours que la première période du croup.

Ce chapitre ne peut donc s'appliquer au traitement du croup simple sporadique, sans angine, tel qu'il a été décrit au commencement de ce siècle; malheureusement, depuis les terribles épidémies qui sévissent en France depuis plus de trente ans, le croup laryngé simple est relativement très rare. C'est ainsi que, pour notre part, sur 205 cas de croup, nous n'avons observé que 24 cas de croup sans angine couenneuse.

» La médication topique, dit M. Trousseau, est la médication par excellence dans le traitement de la diphthérite ; elle est aussi indiquée dans cette maladie qu'elle l'est dans la pustule maligne. »

Cependant elle présente un certain nombre d'inconvénients, surtout dans l'emploi des caustiques ; aussi a-t-elle rencontré beaucoup d'opposition, et plusieurs médecins lui ont fait des objections d'une certaine valeur que nous exposerons.

Des divers topiques employés, les uns sont astringents : tels sont l'alun, le tannin, le borax, le calomel.

Les autres sont des caustiques faibles, tels que l'iode, le perchlorure de fer, le nitrate d'argent, qui agit comme cathérétique.

Enfin, les caustiques escharotiques, tels que l'acide chlorhydrique, le fer rouge.

Poudre d'alun. — De temps immémorial l'alun a été employé contre la diphthérite. Ainsi que le fait observer M. Bretonneau, la médication topique remonte à l'époque où la maladie était connue sous le nom de mal égyptiac. Arétée recommande non-seulement de faire des lotions avec des médicaments âcres, mais d'attaquer le mal avec des médicaments semblables au feu. Il prescrivait l'alun incorporé au miel, et insufflait cette poudre dans le fond de la gorge avec un roseau. Après Arétée, dans les siècles qui suivirent, et dans lesquels cependant la maladie strangulatoire fit de terribles ravages, cette médication fut oubliée ; cependant elle était restée comme un moyen vulgaire employé par certaines personnes étrangères à la médecine, et à partir de 1828, MM. Trousseau et Bretonneau la remirent en usage.

On insuffle l'alun ou on l'incorpore à du miel, et l'on

badigeonne les parties malades avec un pinceau imbibé de ce collutoire.

Pour que ce traitement réussisse, il faut que les applications topiques soient répétées fréquemment au début de la maladie, six, huit et dix fois dans les vingt-quatre heures, et convenablement faites : pour cela, on fait asseoir l'enfant sur les genoux d'un aide qui le maintient vigoureusement, pendant qu'une autre personne est chargée de lui tenir la tête ; au moment où l'enfant ouvre la bouche, on introduit le manche d'une cuiller, ou mieux un abaisse-langue formé de deux plaques de métal articulées à angle droit, jusque sur la base de la langue ; à ce moment, la bouche s'ouvre plus grande encore, l'enfant étant pris d'envie de vomir, et l'on voit parfaitement le fond de la gorge, ce qui permet de porter le topique sur les parties malades.

Nous avons remarqué que l'insufflation produisait des quintes de toux assez pénibles, qui peuvent cependant être très utiles.

Tannin. — Arétée prescrivait la noix de galle en insufflations et en collutoires ; or, le tannin n'est que le principe actif de la noix de galle. Nous recommandons les collutoires au tannin. Nous avons vu aussi souvent Gillette, médecin de l'hôpital des Enfants, employer une solution de tannin dans l'alcool concentré.

Pour que la médication soit plus puissante encore, M. Trousseau recommande d'alterner les insufflations de poudre d'alun avec celle de tannin, celle-ci à la dose de 40 à 50 centigrammes.

C'est cette méthode renouvelée d'Arétée que Loiseau (de Montmartre) a prônée dans ces dernières années, méthode que nous apprécierons à propos du cathé-

térisme du larynx (voyez plus loin). M. Loiseau, au moyen
d'applications répétées de tannin et d'alun, affirmait avoir
guéri 99 angines couenneuses sur 100, toutes en moins
de quatre jours, chiffre de guérisons véritablement fabu-
leux! Il citait à l'appui de sa méthode les faits observés
par M. Trousseau en 1833, lors de la mission dont il fut
chargé dans le centre de la France.

Mais M. Trousseau est venu réfuter (1) immédiatement
les assertions de Loiseau, en faisant remarquer qu'il
n'avait jamais guéri les angines diphthéritiques en si peu
de temps, et que tous les succès obtenus si promptement
devaient être rapportés à des faits d'angine couenneuse
simple ou d'angine herpétique.

Le *borax*, le *calomel*, ont aussi été employés comme
topiques. Bretonneau recommande beaucoup la poudre
de calomel, qui nous a rendu des services incontestables
dans quelques cas de diphthérite cutanée.

Iode. — La teinture d'iode a été préconisée par
M. Perron (d'Alexandrie) et M. Zurkowski. Ces médecins
employaient l'iode pur comme topique, et les gargarismes
iodés. Le docteur Perron a noté que ce moyen était excessivement douloureux pour les malades; mais nous devons dire que M. Boinet a protesté contre cette assertion,
et, se fondant sur de nombreuses expériences qu'il a
faites, il assure que l'application de la teinture d'iode sur
les muqueuses ne détermine que peu de douleur.

M. Forget a aussi proposé l'iode dans la diphthérite,
mais dans un autre but; il donne ce médicament à l'intérieur pour combattre la septicité dont s'accompagne la
diphthérite.

____

(1) Lettre de M. Trousseau (*Union médicale*, 1860).

Perchlorure de fer. — L'action topique astringente de
ce sel l'a fait employer dans le traitement de l'angine
couenneuse, mais en même temps on l'a donné à l'intérieur comme tonique, et quelques médecins ont cru y voir
un véritable spécifique de la diphthérite.

Comme topique, l'action de ce médicament sur les
fausses membranes a été expérimentée par M. Gigot (de
Levroux), qui a obtenu les résultats suivants :

Une pseudo-membrane fraîche ou conservée dans l'alcool, mise en contact avec cet agent, diminue de volume
et se trouve en quelque sorte momifiée. D'un autre côté,
en versant quelques gouttes de perchlorure de fer sur une
portion de couenne préalablement dissoute dans une solution concentrée de bicarbonate de soude ou d'iodure de
potassium, on voit que la matière albumineuse résultant
de la dissolution de la fausse membrane se coagule à la
manière du liquide sanguin traité par le même agent.

Le perchlorure de fer appliqué sur la muqueuse du
pharynx et les concrétions diphthéritiques, au moyen
d'une éponge, donne les effets suivants :

Le premier effet de l'application est l'expulsion immé-
diate de mucosités qui, coagulées par le perchlorure de
fer, sont expectorées par le malade ou restent fixées au
pinceau. Les pseudo-membranes minces et peu adhérentes
à la muqueuse se détachent aussi immédiatement. Les
plus adhérentes ne sont enlevées que par petits fragments
semblables à des morceaux de chair musculaire macérés
dans l'eau.

Outre son action énergique sur les pseudo-membranes
et les mucosités, le perchlorure resserre encore les tissus
subjacents, et peut empêcher ainsi de nouvelles exsudations couenneuses. Le filtre organique à travers lequel

passe la matière fibro-albumineuse qui constitue la fausse
membrane, doit être puissamment modifié par l'action
astringente du perchlorure de fer.

Malheureusement, le médicament, pas plus que les
autres topiques, n'empêche la fausse membrane de se
reproduire; et la preuve, c'est que dans les observations
citées à l'appui, on voit les fausses membranes se reproduire entre deux applications.

M. Moynier (1) a cherché, par des expériences compa-
ratives, à savoir quelle était la plus douloureuse des deux
applications topiques, celle du perchlorure de fer, ou
celle du nitrate d'argent, et il a constaté que le nitrate
d'argent était mieux supporté. Les quelques faits (ils sont
au nombre de six) dans lesquels nous avons employé ce
sel comme topique, viennent à l'appui de l'observation de
M. Moynier; nous avons en effet constaté que les enfants
souffraient beaucoup à la suite de l'application du perchlorure de fer sur les parties malades; ils refusaient
obstinément toute boisson, tout aliment, par suite de la
douleur vive qu'ils éprouvaient à l'arrière-gorge, et l'on
sait combien le refus d'alimentation est un symptôme
fâcheux dans le cours d'une affection diphthéritique.

Le docteur Jodin a vanté le perchlorure de fer dans le
traitement des affections diphthéritiques, qu'il regarde
comme des affections parasitaires, et pour lui ce médicament agit comme parasiticide. Nous ne faisons que
signaler cette opinion erronée, qui est en contradiction
avec toutes les données fournies par les micrographes sur
la nature et la constitution du produit diphthéritique. Il

(1) *Compte rendu des faits de diphthérite observés dans le service de
M. Trousseau,* 1859.

est aussi impossible d'admettre que les affections diphthéritiques sont des affections parasitaires, que de démontrer
que la couenne du sang est elle-même une moisissure.

Avant de passer aux caustiques, nous ne ferons que
mentionner quelques médicaments peu employés comme
topiques : tels que le *perchlorure de chaux*, le *sulfate
de cuivre*, le *jus de citron*, etc.

Nitrate d'argent. — Son emploi est d'un usage généralement répandu. On se sert, pour toucher la gorge des
enfants, du nitrate d'argent solide fondu en crayon, ou en
solution très forte au tiers ou au quart. Le crayon a l'inconvénient de déterminer la formation d'une petite es-
chare, d'une sorte de couenne blanche qui persiste pendant un ou deux jours, tandis que la solution ne forme
qu'une tache superficielle qu'il est aisé de distinguer de
la concrétion diphthéritique. En outre, la cautérisation
faite avec le crayon ne peut pas atteindre toutes les parties, comme on le fait avec la solution. En employant une
éponge placée à l'extrémité d'une baleine recourbée, on
peut toucher la partie supérieure du larynx, l'arrière-
cavité du pharynx, et même l'ouverture postérieure des
fosses nasales.

Pour notre compte, quand nous avons recours à la
cautérisation, nous employons toujours la solution de
nitrate d'argent. Les applications ne sont pas trop dou-
loureuses et peuvent être répétées deux ou trois fois par
jour. Nous n'hésitons pas à donner la préférence au nitrate d'argent sur le perchlorure de fer, médicament dont
la vogue ne se soutiendra peut-être pas longtemps.

Acide chlorhydrique. — Ce caustique, un des plus
énergiques que nous connaissions, a été introduit dans
la pratique médicale par Bretonneau. Bien avant lui,

Marteau (de Grandvilliers) s'en était servi avec succès contre les maux de gorge gangréneux, et van Swieten l'avait recommandé.

L'acide chlorhydrique concentré, appliqué aux membranes muqueuses saines, développe une inflammation couenneuse. Un premier attouchement superficiel blanchit l'épithélium, qui se détache et se renouvelle sans qu'il y ait érosion. Mais si l'action de l'acide est prolongée, ou si l'application en est réitérée à de courts intervalles, elle produit une ulcération qui se couvre d'une concrétion blanchâtre, et tarde plus ou moins à se cicatriser. De sorte que le premier effet de la cautérisation est de donner à l'inflammation diphthéritique commençante un aspect plus grave ; les concrétions paraissent d'abord plus épaisses et plus étendues, et ce n'est que vingt-quatre heures plus tard que les effets de l'acide ont atteint leur dernier terme.

Mais ce caustique a l'inconvénient de produire des eschares lorsqu'il touche les parties saines; son application est excessivement douloureuse, produit une action fébrile intense : aussi son emploi est-il à peu près abandonné. Il est banni de la pratique de l'hôpital des Enfants.

Cautère actuel. — A été appliqué par un ou deux médecins qui en ont retiré de bons effets, mais c'est un moyen qui ne saurait prendre place dans la pratique journalière.

Gargarismes. — Ne peuvent être employés chez les enfants; cependant, chez ceux qui se prêtent à la manœuvre, on aura recours aux gargarismes astringents avec alun, borax, et mieux avec le chlorate de potasse.

On pourra les remplacer avantageusement par des irri-

gations faites dans l'arriére-gorge avec de l'eau tiède
chargée de principes émollients ou astringents; on calme
ainsi la douleur qui existe dans certains cas, et l'on active
l'expulsion de la fausse membrane.

Inhalations. — Un nouveau moyen vient d'être préconisé : c'est l'emploi de liquides médicamenteux pulvérisés par la méthode du docteur Sales-Girons. Au moyen
d'appareils ingénieux, ce médecin a réussi à réduire l'eau
en poussière, à en faire une sorte de brouillard destiné
à être absorbé avec l'air que nous respirons et qui pénétre-
rait jusqu'aux bronches. M. Barthez (*Revue médicale*,
1860) a expérimenté les inhalations de liquides pulvérisés dans le traitement du croup, et quoique le nombre
des observations soit trop restreint pour en tirer des
conclusions positives , elles contiennent un encoura-
gement à persévérer dans l'emploi de cette méthode.

Le liquide employé était la solution du tannin au 20ᵉ,
plus rarement au 10ᵉ. Chaque inhalation durait de quinze
à vingt minutes. Il en a été fait dix, quinze et jusqu'à
vingt dans les vingt-quatre heures, c'est-à-dire que les
enfants respiraient presque constamment la poussière
d'eau tannique.

Ils ont accepté sans trop de difficulté ces inhalations si
fréquentes. Il a pu arriver que la première séance les
surprît, et qu'ils cherchassent à éviter la poussière
liquide, mais ils s'y sont habitués facilement, et ont fini
par se prêter de bonne grâce à la manœuvre nécessaire.

L'action presque continue de la solution de tannin pul-
vérisée a été d'une complète innocuité, soit au moment
même, soit ultérieurement, c'est-à-dire qu'aucun accident
n'en a été la conséquence : ainsi, chez l'un des enfants,

les inhalations ont été faites sans qu'il s'en aperçût, pour ainsi dire.

Chez un autre, la toux est devenue, au début et momentanément, un peu plus fréquente, plus rauque, et le sifflement laryngé plus sec. Chez le troisième, la voix a pris plus de clarté, l'oppression a diminué, et l'enfant s'est endormi paisiblement pendant l'inhalation ; dans ce dernier cas, le calme immédiatement produit a été manifeste.

Au point de vue plus important de l'action exercée localement, les fausses membranes ont subi des modifications favorables.

Le progrès a été constaté directement là où elles étaient visibles. Pour le larynx et peut-être pour les bronches, le fait a été rendu évident par le calme croissant de la respiration, par la diminution de la dyspnée, par la disparition des accès de suffocation, par les résultats de l'auscultation, et enfin par ceux de l'autopsie.

Chez un malade, l'opération a paru au bout de vingt-quatre heures ; chez un autre, elle s'est fait attendre trois jours.

Enfin, comme le fait remarquer M. Barthez, un des grands avantages de ce traitement est qu'il est innocent par lui-même, et n'est pas un obstacle à l'opération, qui peut être pratiquée dès que l'opportunité est évidente.

Les inhalations peuvent, d'ailleurs, être continuées après l'opération et par l'orifice de la canule, s'il y a lieu de soupçonner que les fausses membranes descendent jusque dans les bronches.

Avec l'appareil pulvérisateur de M. Sales-Girons, ou mieux avec celui que M. Luer vient d'inventer récemment, d'autres médicaments que le tannin peuvent être appliqués à la pulvérisation contre les angines : tels le chlorate de potasse, le perchlorure de fer.

Fumigations. — Bretonneau, pendant quelque temps, a essayé des inhalations de vapeur d'acide chlorhydrique ; très difficilement supportées par le malade, elles ont le grave inconvénient de provoquer de violentes inflammations des bronches, et même des péripneumonies.

On y a généralement renoncé.

Nous en dirons autant des inhalations du chlore et d'ammoniaque...

On a aussi proposé de faire respirer aux enfants de l'éther.

Si nous blâmons l'emploi des fumigations irritantes durant le cours du croup, nous ne saurions que recommander spécialement l'usage des fumigations émollientes après la trachéotomie. On placera près du lit du malade un grand vase rempli d'eau chaude ou d'infusion de feuilles de mauve, de guimauve, de fleurs d'althéa, etc. Ces fumigations sont indiquées dès que la toux devient plus sèche, l'expectoration difficile, et que les crachats perdent leur caractère muqueux, visqueux, pour ressembler à de la salive mousseuse, quelquefois striée de sang.

Chaque fumigation durera une demi-heure environ ; on peut les répéter trois ou quatre fois dans les vingt-quatre heures. Elles sont accompagnées le plus souvent de l'expulsion de fausses membranes et de quelques instants de sommeil.

Efficacité de la médication topique. — La médication topique, due à la méthode substitutive de l'école de Tours, a rendu et rend tous les jours de grands services dans le traitement de la diphthérite. Son efficacité a, en outre, montré que les affections couenneuses étaient d'une nature spécifique et elle s'est répandue peu à peu à mesure que la diphthérite, grâce à M. Bretonneau et à ses élèves, a été connue.

Depuis quelques années, il s'est fait une réaction contre ce mode de traitement, et on a fait à la cautérisation une opposition qui a porté ses fruits. L'emploi des caustiques escharotiques est complétement tombé, et ceci, nous le croyons, est un progrès. Mais faut-il repousser d'une façon absolue toute cautérisation dans le traitement de l'angine couenneuse et du croup? Nous ne le croyons pas. Cependant les objections qui ont été faites à cette méthode ont pris tellement de consistance que nous nous croyons forcé de les exposer. Ces objections sont basées sur les faits et sur la nature même de la maladie.

1° La cautérisation est très difficile chez les enfants. On ne peut la faire complète. Il est impossible de porter le caustique partout où existe la fausse membrane. Or ceci n'est que l'exception.

2° La cautérisation empêche-t-elle le développement de la membrane, s'oppose-t-elle à sa reproduction et surtout prévient-elle son extension? Grave question qui, cependant, commence à n'être plus obscure aux yeux de beaucoup de médecins qui ne pratiquent plus la cautérisation de l'arrière-gorge qu'à leur corps défendant. Les cautérisations ne préviennent pas le croup. Que de fois n'a-t-on pas vu des angines couenneuses traitées par les caustiques énergiques suivies de croup, et cela quelquefois après leur guérison? Il est entendu que nous ne parlons pas ici de ces cas où la diphthérite envahit d'emblée le larynx.

Il arrive tous les jours que dans le cours d'une épidémie, un enfant est amené se plaignant du mal de gorge depuis

quelques heures seulement. Le médecin assiste au début
de la maladie; à l'inspection de la gorge il trouve sur
une amygdale une petite plaque qui est cautérisée immédiatement, quelques heures après il en existe sur l'autre
amygdale, et ainsi de suite. Fallait-il dans ce cas cautériser toute la partie de muqueuse susceptible d'être en-
vahie par l'exsudation? Évidemment non. Mais que faire
alors? Il faut donc attendre que la fausse membrane soit
formée pour la détruire; c'est ce qu'on est forcé de tenter
jusqu'à ce qu'elle ait envahi le larynx où l'on ne peut plus
aller la combattre.

3° La cautérisation, a-t-on encore dit, n'est qu'un
moyen local qui ne touche pas au principe de la maladie.
Ce principe est dans le sang. La diphthérite est une maladie générale avec manifestation morbide localisée sur
la muqueuse respiratoire. Plusieurs auteurs, Marchal (de
Calvi) (1), Empis (2), ont soutenu le caractère diathésique
de cette maladie.

On peut détruire la pustule qui deviendra le chancre
infectant; mais à quoi servirait de cautériser les pustules
d'ecthyma syphilitique consécutif à l'infection? De même
que l'ecthyma syphilitique est un effet de la diathèse
syphilitique, de même les fausses membranes sont un
effet de la diathèse diphthéritique.

Le principe, le miasme, le poison morbide, comme on
voudra l'appeler, qui cause la diphthérite, n'est pas connu,
mais il se manifeste par un phénomène, la formation de
fausses membranes. On doit s'attaquer à la cause et non
à l'effet.

(1) *Union médicale*, 1855.
(2) *Arch. de médecine*, 1848.

4° La cautérisation est nuisible. A la suite de cautérisations faites avec l'acide chlorhydrique, on a observé des eschares de l'arrière-gorge, des gangrènes (Millard, Marchal [de Calvi]). Plusieurs auteurs, Blache, Guiet, ont publié des observations de mort subite par spasme du larynx à la suite de ces cautérisations. En outre, la cautérisation, par l'excitation violente qu'elle produit, par les efforts énergiques qu'elle provoque, par l'élévation excessive des manifestations vitales qu'elle suscite momentanément, épuise les ressources de l'organisme et rapproche le terme fatal. C'est une loi inévitable que ces grandes réactions soient suivies d'un grand affaissement qui hâte la mort.

Il est possible que la cautérisation fasse pis encore. En attaquant sur un point la manifestation diphthéritique, ne la provoque-t-on pas à se reproduire sur un autre, de sorte que la maladie qui pouvait n'être pas mortelle, le deviendrait en changeant de siége?

La cautérisation de l'arrière-gorge ne propage-t-elle pas les fausses membranes dans le larynx? De deux choses l'une : ou la cause générale est épuisée dans une première efflorescence pseudo-membraneuse et la répression locale est sans utilité; ou la cause générale subsiste et la cautérisation ne l'empêchera pas de se manifester.

On a aussi reproché à la cautérisation de produire les paralysies du voile du palais qu'on observe assez souvent à la suite de l'angine couenneuse, mais il est bien prouvé que ces paralysies qu'on a appelées avec raison diphthéritiques, tiennent à une autre cause, sont sous la dépendance de la maladie. On a, en effet, observé bon nombre de paralysies du voile du palais chez des enfants qui n'avaient jamais été cautérisés pendant le cours de leur maladie (1).

La cautérisation ne prévient en aucune façon l'intoxication diphthéritique. On a dit que la fausse membrane, une fois formée, devait être attaquée à outrance; que si on la laissait s'étendre, bientôt apparaîtraient les phénomènes de diphthérite infectieuse qu'on a cru consécutifs au développement de l'exanthème diphthéritique. Pour notre compte, nous n'admettons pas cette opinion. Nous reconnaissons très bien l'intoxication diphthéritique, mais nous la croyons primitive.

Nous l'avons vue apparaître d'emblée, enlever le malade en quelques jours, et cependant on voyait à peine quelques petites plaques d'un blanc grisâtre, disséminées çà et là sur l'arrière-gorge. S'il en était ainsi, les symptômes d'infection devraient être toujours d'accord avec le nombre et l'étendue des fausses membranes, le produit infectant. Or, il n'en est pas ainsi, les diphthérites les plus malignes ne sont pas celles qui ont le plus de symptômes locaux. Une autre réflexion nous a été aussi inspirée par le traitement suivi à l'hôpital des Enfants. Après la trachéotomie, qui est si souvent pratiquée, une fois qu'on a réussi faire respirer le malade, on ne s'occupe plus que d'une chose, c'est de soutenir les forces de l'enfant, surveiller sa respiration et l'état de sa poitrine. Quant aux fausses membranes qui existent dans l'arrière-gorge, on ne s'en préoccupe nullement : jamais on ne les cautérise, jamais on n'y porte le moindre topique, et jamais aussi pareille confiance, fruit de l'expérience, n'a été démentie. Il faut dire que l'on continue le chlorate de potasse quelques jours après l'opération.

(1) Maingault, *Des paralysies diphthéritiques.*

Enfin, la cautérisation a un grave inconvénient que nous devons sigaler. Après l'opération de la trachéotomie, il est urgent de donner des forces aux petits malades et de les alimenter. La cautérisation préalable de l'arrière-gorge laisse après elle un dégoût insurmontable pour les aliments, dégoût accompagné d'une véritable douleur dans la déglutition ; les enfants repoussent toute nourriture, et s'ils peuvent échapper aux dangers d'une telle situation, ils voient le terme de leur guérison retardé de plusieurs jours. Les cautérisations à l'acide chlorhydrique sont particulièrement funestes, et nous pourrions citer l'exemple d'un de nos malheureux collègues qui a témoigné avant sa mort des tortures que lui infligeait cette médication.

DEUXIÈME PARTIE.

TRAITEMENT CHIRURGICAL.

I. — Ablation des amygdales.

En l'année 1859, M. Bouchut imagina une nouvelle méthode de traitement de l'angine couenneuse et du croup, méthode qui consistait dans l'amputation des amygdales. Nous extrayons les conclusions de son mémoire présenté à l'Académie des sciences :

« L'angine couenneuse est une maladie d'abord locale, mais susceptible de se généraliser en infectant l'organisme.

» Elle peut être arrêtée à son début, dans sa marche progressive, envahissante, par l'ablation des amygdales, et cette méthode constitue un *excellent moyen préventif* du croup.

» L'ablation des amygdales est absolument nécessaire lorsque ces glandes sont assez fortement tuméfiées pour faire obstacle à l'hématose, et lorsque le murmure vésiculaire respiratoire, extrêmement affaibli, se fait à peine entendre.

» Il n'y a pas lieu de craindre la reproduction des fausses membranes sur la plaie des amygdales. Cette opération est innocente, et la plaie se guérit très simplement.

» Pour réussir, ce moyen ne doit être employé que dans les cas où l'angine couenneuse existe seule et sans complication de fausses membranes du larynx. »

Ce traitement est basé sur des idées théoriques touchant la nature de l'angine couenneuse et sur des faits cliniques.

M. Bouchut regarde l'angine couenneuse comme une maladie purement locale. Il repousse le mot d'angine diphthéritique, et reproche à M. Bretonneau d'avoir fait des phlegmasies couenneuses une unité morbide, la diphthérite. Pour lui ce ne sont pas des maladies primitivement générales, diathésiques et plus ou moins toxiques, suivant les sujets, pouvant rester stationnaires, guérir, donnant ordinairement lieu à un empoisonnement mortel. « C'est là une erreur qu'il faut combattre, et ce pronostic de la diphthérite, empreint d'une grande exagération, est évidemment contraire à toute observation clinique. »

Sans discuter ici la nature de la diphthérite, nous nous contenterons de faire remarquer que les idées de M. Bretonneau ont rallié la plupart des médecins, et que la diphthérite est classée parmi les maladies générales d'emblée. On peut s'en convaincre en lisant les thèses soutenues depuis quelques années sur ce sujet, non-seulement pour le doctorat, mais encore pour l'agrégation à Paris et à Montpellier. Cette année 1861, dans le cours officiel fait à la Faculté par M. le professeur Monneret, la diphthérite a été rangée parmi les maladies générales, à côté du typhus et des fièvres éruptives. En n'adoptant pas les idées de M. Bouchut, nous ne ferons donc que suivre les errements de nos professeurs et de nos maîtres dans les hôpitaux.

A l'appui de sa méthode, M. Bouchut n'a pu citer que quelques observations, dont quatre lui sont personnelles.

Quant à la reproduction des fausses membranes sur la

plaie des amygdales, M. Garnier, interne de l'hôpital Sainte-Eugénie, cite dans sa thèse un fait dans lequel cette reproduction eut lieu. L'ablation des amygdales ne prévient donc pas l'extension des fausses membranes au larynx, mais ce traitement doit être mis en pratique quand le gonflement trop considérable des amygdales est un obstacle à la respiration.

Que faut-il penser d'ailleurs de l'ablation des amygdales, quand nous voyons M. Otterbourg signaler à la Société médico-pratique de Paris un résultat basé sur une pratique de plus de vingt années de son observation, à savoir : que l'hypertrophie permanente des amygdales lui a paru présenter une sorte de protection contre le croup? Des enfants affectés d'hypertrophie énorme des amygdales, en contact avec des enfants atteints de croup, pendant une épidémie meurtrière, en furent épargnés, tandis que d'autres sans amygdales hypertrophiées en furent victimes. Cette observation, dont nous laissons à M. Otterbourg toute la responsabilité, conduit ce médecin à ne conseiller aux parents l'ablation des amygdales hypertrophiées chez les enfants qu'à un âge un peu avancé, où ils seront moins exposés aux attaques du croup.

II. — Cathétérisme laryngien.

Il est impossible de traiter la question de la thérapie du croup sans parler du cathétérisme laryngien, procédé qui a joui d'une vogue éphémère, grâce aux efforts de Loiseau de (Montmartre) (1), mais qui, maintenant, est complétement abandonné, depuis les expériences et

(1) *Acadèm. de méd.*, 1857.

les travaux de MM. Trousseau, Collin (1), Barthez (2), etc.
On sait que la question du cathétérisme provoqua à
l'Académie de médecine une discussion mémorable sur
la trachéotomie.

Historique. — Hippocrate donne le conseil d'introduire
une canule dans la gorge, dans les cas d'angine; le terme
dont il se sert pour indiquer l'instrument qu'il employait
αυλισκος, fait croire qu'il ne songeait pas à sonder le larynx. Ce procédé fut délaissé après la découverte de la
bronchotomie par Asclépiade, mais Monro le pratiqua de
nouveau au commencement du xviiie siècle.

Les recherches de Chaussier sur l'asphyxie des nouveau-nés dotèrent la chirurgie du tube laryngien, employé plus tard par Desault, dans le traitement des angines trachéales. Finaz (1813), Ducasse (1817), Patissier
(1820), proposèrent le cathétérisme pour des cas de laryngite œdémateuse; en 1844, Lallemand (de Montpellier)
et Benoît eurent trois fois recours à ce procédé opératoire. M. Depaul vulgarisa, en 1845, l'insufflation chez les
nouveau-nés en état de mort apparente, et perfectionna
le tube de Chaussier.

Mais ces travaux, de même que ceux de Leroy (d'Etiolles),
James Curry, Scoutteten, Desgranges, n'avaient pour but
que de remédier à l'asphyxie des enfants, des noyés et des
malades atteints de laryngite œdémateuse, en rétablissant
momentanément l'accès de l'air. Ce qui distingue le cathétérisme laryngien de Loiseau, c'est qu'il y joint la
cautérisation de la trachée, et que, par conséquent, la
sonde trachéenne ne sert que de conducteur.

(1) *Thèse de Paris*, 1860.
(2) *Soc. de méd. des hôp.*, 1860.

Bon nombre d'observateurs avaient précédé Loiseau dans ses tentatives, et en avaient même dépassé la hardiesse, puisque M. G. Green (de New-York) avait essayé l'injection de topiques dans les bronches et les cavernes tuberculeuses.

Ch. Bell, en 1816, a cautérisé directement la glotte; Stokes a suivi son exemple; Bretonneau inventa une tige à extrémité articulée pour pénétrer dans la trachée; en 1854, H. Green fit pénétrer une sonde dans la bronche gauche.

On n'a appris que récemment les résultats obtenus par Dieffenbach, dès 1839, sur un enfant atteint de croup. Le chirurgien allemand entoura la phalange métacarpienne de l'index gauche avec un petit tube de fer-blanc, et, tandis que l'enfant mordait le tube, le chirurgien maintenait l'épiglotte relevée avec l'extrémité du doigt; une sonde courbe portant un caustique était alors introduite facilement dans le larynx.

Le tube de fer-blanc de Dieffenbach remplissait ici le même rôle que l'anneau de MM. Gendron (1826), Mackenzie (1825), Guimier (1827), Girouard (1827).

En somme, le procédé de Loiseau est une association de l'emploi de la sonde de Chaussier, de l'anneau de Girouard, et de la cautérisation de Bretonneau. Loiseau a commencé l'usage de son traitement en 1840, mais ne l'a expérimenté en grand qu'après 1857.

Manuel opératoire. — La première phalange du doigt indicateur de la main gauche étant armée d'un anneau métallique de 2 à 3 centimètres de largeur, l'opérateur plonge rapidement son doigt aussi profondément que possible au fond du larynx, jusqu'à ce qu'il rencontre l'épiglotte, qu'il maintient soulevée; le tube laryngien est

alors conduit sur le doigt et pénètre à travers la glotte.
L'air s'échappant avec bruit par le tube indique à l'opérateur qu'il n'a pas fait une fausse route.

On peut, dès ce moment, introduire dans le tube des
baleines portant des caustiques, des éponges, des cu-
rettes, etc., et pratiquer l'insufflation des poudres astrin-
gentes. Enfin, des pinces très longues servent à extraire
les fausses membranes.

Indications du cathétérisme. — Ses suites. — Nous
ne faisons ici que reproduire les opinions de Loiseau :

1° Croup confirmé, mais sans gêne de la respiration :

Introduire des topiques et des styptiques à l'aide du
cathétérisme.

2° Croup confirmé avec commencement d'asphyxie :

Extraire les fausses membranes à l'aide du balayage et
du grattage, avant toute introduction de styptiques.

3° Asphyxie imminente :

Pratiquer la trachéotomie ; si elle est refusée, essayer
le tubage comme pis-aller, et tenter l'extraction des
fausses membranes.

De l'aveu même de Loiseau, le champ d'application
de sa méthode se réduit aux cas dans lesquels il n'y a pas
gêne de la respiration, et aux cas dans lesquels l'asphyxie
commence. Or, lorsque la respiration est encore libre,
toute opération est prématurée et inutile, car on ne satisfait à aucune indication ; le cathétérisme ne devrait donc
être proposé qu'au début de la période d'asphyxie.

En outre, Loiseau prescrit un régime tonique et repousse énergiquement toute médication interne.

Le cathétérisme n'est pas très difficile à pratiquer,
mais ses dangers sont réels et doivent être signalés.

Le tube laryngien peut refouler une fausse membrane

et déterminer l'occlusion presque complète de la trachée. Est-on alors bien convaincu de saisir la fausse membrane avec les pinces? Tous ceux qui ont pratiqué la trachéotomie savent combien est difficile le maniement des pinces à fausses membranes, et dans le cas de cathétérisme l'instrument est d'un emploi beaucoup plus infidèle.

Le cathétérisme produit chez les enfants dont l'asphyxie commence, une gêne plus considérable de la respiration, gêne qui peut aller jusqu'à la mort.

Quant à l'instillation de liquides astringents ou caustiques dans les voies aériennes, il y a longtemps qu'elle est condamnée en principe. Elle ne saurait que développer la pneumonie, si redoutable et si commune après le croup.

M. Bouvier, en 1858, s'est élevé avec force contre les abus de la médication topique, et tous les praticiens se rangeront à son avis.

Statistique du cathétérisme. — Comme tous les inventeurs, Loiseau s'était abusé sur le succès de son procédé, et abusé d'une façon si étrange, qu'il a annoncé qu'il guérissait toujours !

La statistique dressée par M. Barthez a fait luire la vérité sur les résultats du cathétérisme; elle porte sur les observations de 29 malades :

Chez 12 malades, après 28 applications de la sonde, effet immédiat nul.

Chez 8 malades, après 18 opérations, soulagement passager.

D'autres fois, l'asphyxie a été croissant, soit immédiatement après le cathétérisme : 6 malades, soit après un soulagement passager : 7 malades. La mort est arrivée, ou l'on a dû recourir à la trachéotomie.

M. Costilhes a perdu un enfant pendant l'opération, et le même accident a failli arriver à M. Peter.

Les cas de guérison sont au nombre de 10, mais ce chiffre qui seul aurait une grande valeur et donnerait comme proportion 1 succès sur 2,9, doit être accompagné de commentaires.

Les dix cas de guérison se décomposent ainsi :

1° Cas de M. Gros (*Gaz. hebdom.*, t. V, p. 660). — Croup confirmé.

2° Cas de M. Trousseau (*Gaz. des hôp.*, 3 nov. 1857). — L'existence du croup est mise en doute par MM. Barthez et Collin. Diphthérite bornée à la langue, pas de fausses membranes rejetées. .

3° Cas de M. Bouvier (Colin, Thèse citée, p. 40). — Croup confirmé.

4° et 5° Deux cas de M. Bouvier. — Dans l'un, l'enfant n'avait pas le croup; dans l'autre, le diagnostic était douteux, bien que l'enfant ait succombé plus tard à l'intoxication diphthéritique.

6° Cas de M. Bergeron. — L'enfant guéri du croup, succomba peu de jours après à une pneumonie lobaire double.

7° et 8° Deux cas de M. Barthez. — La guérison a eu lieu, mais sous l'influence du traitement interne; la cautérisation laryngée ayant été interrompue à cause de ses effets, soit nuisibles, soit inutiles.

9° et 10° Deux cas de M. Gros. — La cautérisation laryngée est pratiquée directement, sans l'intervention du cathétérisme.

Ainsi, sur 10 guérisons, 4 seulement sont attribuables au traitement spécial de Loiseau : 3 sont entachées de diagnostic douteux; 1 est suivie de pneumonie mortelle;

2 sont survenues après l'abandon du cathétérisme, rejeté comme nuisible ou inutile.

Les 29 malades ont fourni 7 cas de guérison dus à la trachéotomie ; ce sont des insuccès du cathétérisme.

Les 13 autres sont morts : 7 après la trachéotomie, 6 après le traitement de Loiseau.

M. Barthez conclut :

1° Que les succès du nouveau traitement sont loin d'être aussi constants que l'annonce Loiseau.

2° Que le cathétérisme a guéri 4 malades sur 26, et que la trachéotomie et le traitement interne ont guéri 9 malades sur 26, chez lesquels avait échoué le procédé de Loiseau.

3° Que la trachéotomie reste supérieure au cathétérisme.

Ajoutons que ces conclusions ont renversé complétement la méthode de Loiseau, qui n'est plus pratiquée, même par ses plus ardents défenseurs. A nos yeux, le cathétérisme n'a pas plus de valeur que l'écouvillonage de la trachée, ou les cautérisations profondes, aujourd'hui abandonnées.

M. le docteur Sérullar vient de publier, dans la *Gazette médicale de Lyon*, une observation très concluante de guérison de croup par le cathétérisme laryngé. Le procédé de ce médecin est plus simple que celui de Loiseau ; le voici tel qu'il l'a décrit :

Prenant une baleine courbe et bien unie, longue de 25 à 30 centimètres, et de 3 ou 4 millimètres de diamètre, on fixe à l'une de ses extrémités une petite éponge taillée en olive, et à l'autre un bourrelet de charpie auquel on donne à peu près la même forme. Après ces préparatifs, on fait tenir solidement l'enfant, et l'on place entre ses deux arcades dentaires, aussi loin que possible, sur les côtés de celles-ci, un petit coin de bois que l'on confie à un aide. Abaissant alors la langue avec l'index et le médius de la main gauche, on saisit le petit appareil de la main restée libre, et l'on dirige vers l'épiglotte l'extrémité correspondant à l'éponge. Arrivés à ce niveau, les deux doigts qui sont dans la bouche, servant l'un d'abaisseur de la langue, l'autre de conducteur, on introduit l'éponge dans le larynx jusqu'au delà des cordes vocales, et par deux ou trois mouvements rapides de va-et-vient, on ramone le larynx et la partie supérieure de la trachée ; puis on retire l'instrument pour permettre à l'enfant de reprendre haleine et de rejeter les fausses membranes qu'on a détachées.

Un instant après, on recommence la même manœuvre ; seulement cette fois, au lieu de l'éponge, c'est le bourrelet de charpie qu'on fait pénétrer à sa place après l'avoir préalablement trempé dans une solution étendue de perchlorure de fer. Chacune de ces manœuvres ne dure que quelques secondes. Dès le début, on les renouvelle toutes les demi-heures, puis, dès que le mieux se déclare, on les espace, on ne les fait que toutes les heures, et bientôt les symptômes alarmants ayant disparu, ce n'est plus qu'à de rares intervalles qu'on doit les répéter pour les suspendre ensuite d'une manière complète.

III. — Tubage de la glotte.

Cette manœuvre opératoire a été proposée en 1858 (1) par M. Bouchut.

(1) *Acad. de méd.*, séance du 14 septembre.

Les instruments nécessaires pour le tubage sont :

1° Des sondes d'homme courbes de diverses grosseurs, servant à pénétrer dans le larynx et à guider l'introduction des viroles ;

2° Des viroles d'argent cylindriques, droites, longues de 1 centimètre 1/2 à 2 centimètres, garnies à leur extrémité supérieure de deux bourrelets placés à 6 millimètres de distance, et percées d'un trou pour le passage d'une amarre de soie destinée à les retenir du dehors ;

3° Un anneau protecteur de l'index et un dilatateur spécial des arcades dentaires.

Muni de ces instruments, il est facile, en relevant l'épiglotte, de placer la virole dans le larynx ; on voit alors qu'elle a quelque peine à sortir lorsqu'elle y est entrée, et que son bord supérieur se trouve au-dessous de la corde vocale supérieure, sans que le jeu de l'épiglotte et des cartilages aryténoïdes soit empêché. La virole est laissée en place jusqu'à ce que l'asphyxie ait cessé.

M. Bouchut paraissait croire à l'innocuité de son procédé.

Les premières tentatives furent peu encourageantes ; une petite fille conserva la virole pendant trente-six heures, mais mourut par la généralisation de la diphthérite et l'invasion d'une pneumonie lobaire. Un garçon de trois ans et demi supporta la virole pendant quarante heures, et succomba, malgré la trachéotomie faite *in extremis*. Néanmoins, M. Bouchut parut satisfait de ces résultats, parce que les malades avaient éprouvé une amélioration passagère, et que *la voix avait reparu*. Cette dernière circonstance nous étonne et nous nous demandons si la canule était bien placée dans le larynx.

Les expériences instituées par MM. Trousseau et Bouley

(d'Alfort), démontrèrent que chez les chiens, après quarante-huit heures de tubage, on constatait de grands désordres dans le larynx, tels que ulcération et destruction de la muqueuse, dénudation des cartilages, etc.

Le tubage dut tomber devant la critique de M. Trousseau, et aujourd'hui personne, à notre connaissance, ne l'emploie, pas même M. Bouchut.

IV. — De la trachéotomie.

Le grand nombre de médicaments tant anciens que nouveaux proposés pour combattre le croup, les mauvais résultats qu'ils ont presque tous fournis suffisent pour montrer que le traitement médical du croup, c'est-à-dire une médication capable de prévenir la formation des fausses membranes dans le larynx, est encore à trouver.

Le traitement chirurgical reste donc comme dernière et précieuse ressource ; le cathétérisme du larynx et le tubage n'ayant encore donné que des succès fort contestables, nous insisterons surtout sur la trachéotomie, une des plus belles et surtout des plus utiles conquêtes de la chirurgie moderne.

L'invention de la trachéotomie est attribuée à Asclépiade qui vanta cette opération dans le traitement de l'angine suffocante. On ignore où et comment il opérait.

Rhazès, Mesué, Avicenne, parlent de la bronchotomie comme dernière ressource à employer dans l'esquinancie qui menace de suffocation, mais ne disent rien sur la manière d'opérer.

Le premier chirurgien dont on connaisse la méthode d'opérer est Antyllus. Il précise l'indication de l'opération, et prescrit d'y recourir quand la suffocation devient imminente par l'effet d'une inflammation siégeant dans l'arrière-gorge, au-dessus du larynx et qui n'a point envahi la trachée. Il proscrit donc la trachéotomie dans le croup.

L'antiquité et le moyen âge ne fournissent aucune observation de trachéotomie pratiquée dans cette maladie.

Ant. Musa Brassarole, médecin du duc de Ferrare, qui vivait au xvie siècle, rapporte la première opération de bronchotomie faite avec succès dans un cas d'angine désespérée.

Environ un demi-siècle plus tard, Santorio, au rapport de Malavicini, pratiqua cette opération avec un trocart, et laissa trois jours la canule à demeure dans la plaie.

Fabrice d'Aquapendente la recommande quand la trachée est remplie de mucosités tenaces.

Habicot la conseille dans les inflammations dangereuses de la trachée-artère.

M. A. Séverin l'a recommandée d'une manière spéciale dans une angine gangréneuse épidémique qui sévit de son temps.

Réné Moreau l'a aussi préconisée dans l'angine gangréneuse.

Bernard et Gherli la pratiquèrent très heureusement chacun de leur côté dans un cas d'angine très intense.

Garengeot et Hunter l'indiquèrent dans les affections du larynx.

Mais jusqu'ici nous ne voyons cette opération pratiquée que pour quelques cas d'angine et de maladie de la trachée mal déterminées, parmi lesquelles il y avait peut-être des croups.

Il faut arriver à Home, le premier historien du croup, qui proposa comme ressource dernière dans le traitement de cette maladie, d'inciser la trachée-artère, soit pour prolonger la vie des enfants menacés d'une suffocation imminente, soit pour favoriser l'expulsion de la fausse membrane.

Depuis cette époque, la trachéotomie a été tour à tour défendue et regardée comme utile, ou combattue et déclarée inutile et dangereuse.

Michaëlis voulait qu'on la pratiquât dans la deuxième période de la maladie.

Crawfort la croyait utile lorsque les paroxysmes se continuent avec force, et que le malade est menacé de périr suffoqué.

Chaussier pensait que, lorsque les autres remèdes n'ont point arrêté les progrès du mal, la trachéotomie est le seul moyen d'empêcher la suffocation, et qu'il ne faut pas attendre que les poumons soient engorgés.

Malheureusement les quelques chirurgiens qui osèrent pratiquer cette opération ne purent jamais obtenir un seul succès. Aussi la trachéotomie tomba-t-elle dans un discrédit complet, et dans tous les mémoires et livres publiés sur le croup au commencement de ce siècle, les auteurs concluent que cette opération doit être exclue du traitement, fondant leur opinion sur cette idée juste à priori, que la trachéotomie n'est utile que pour débarrasser la trachée des fausses membranes qui y existent, que la fausse membrane elle-même n'est qu'une conséquence de la phlegmasie, et que ce n'est pas aux effets qu'il faut s'attacher pour détruire les causes. *Sublata causa tollitur effectus.*

Ce fut inutilement qu'un chirurgien de Paris, Caron, tenta de mettre la trachéotomie en honneur.

Pendant plusieurs années il combattit avec un courage

et une opiniâtreté dignes d'un meilleur sort. Son *Traité du croup aigu* n'est qu'un long plaidoyer en faveur de cette opération. Caron eut le tort de proposer cette opération comme le seul traitement du croup et de rejeter tout traitement médical. On peut dire que l'homme fit du tort à l'idée. Il faut avouer aussi que toutes les opérations faites par Caron eurent un résultat fâcheux, ce qui n'engagea pas ses confrères à marcher sur ses traces.

La première trachéotomie faite avec succès dans le croup est due à Bretonneau.

Nous disons la première, parce que le fait rapporté par Whyte, de cette opération pratiquée en Angleterre a été trop contesté, ou du moins publié avec trop peu de détails pour qu'on puisse le citer.

Il faut lire dans le *Traité de la diphthérite* comment cet illustre médecin arriva peu à peu à comprendre quelles étaient les conditions nécessaires au succès de cette opération. Ses premières tentatives furent malheureuses, elles étaient au nombre de deux, mais il ne se rebuta point. Il fit des expériences sur des animaux, perfectionna sa méthode, et arriva à faire de la trachéotomie une opération simple et facile, si bien que depuis on a peu modifié son procédé.

Il comprit tout d'abord qu'il ne fallait pas se borner, comme le voulait Caron, à ouvrir la trachée, mais qu'il fallait préparer une issue aux productions pseudo-membraneuses, et faire respirer l'enfant d'un façon artificielle pendant le temps nécessaire à cette élimination des produits morbides.

« C'est moins, dit-il, pour extraire les concrétions que pour leur préparer une issue et livrer passage à l'air, qu'il convient de pratiquer une ouverture artificielle à la trachée. Si l'on voit mourir tant d'enfants après l'éjection de fausses membranes, c'est qu'elles ne tardent pas à se régénérer, c'est que des lambeaux détachés et flottants opposent souvent à la respiration un obstacle mécanique plus insurmontable que la concrétion membraniforme qui était encore adhérente. »

Dans cette découverte était le succès de la trachéotomie. Après s'être assuré, par des expériences sur les animaux et des observations tirées de la pratique vétérinaire, que la trachée pouvait très bien supporter pendant plusieurs jours la présence d'un corps étranger, il assura la respiration de ses opérés par une canule d'argent maintenue à demeure.

« En effet, dit-il, si l'on consulte la plupart des auteurs qui ont écrit sur le croup, on verra qu'ils s'accordent à penser que le moindre pertuis doit laisser pénétrer une quantité d'air assez grande pour suffire aux besoins de la respiration. En vain ils ont pu constater que dans l'angine diphthéritique la plus intense, l'occlusion de la glotte n'était jamais complète; en vain ils ont entendu les malades articuler jusqu'aux derniers instants des sons faibles mais distincts; la mort n'a point été attribuée à sa véritable cause, au simple rétrécissement de l'ouverture des canaux aérifères, mais bien à un état spasmodique qui est loin d'exister toujours. »

C'est en voyant que le plus léger obstacle mécanique suffisait pour prolonger les angoisses de la suffocation, les aggraver, les rendre mortelles, c'est en voyant de longs fragments de concrétions se présenter à l'ouverture de la canule, sortir, rentrer, échapper aux doigts qui cherchaient à les saisir, qu'il reconnut combien il importait de veiller à ce que le conduit artificiel ne s'obstruât pas et ne perdît pas la moindre partie de son calibre.

On ne saurait trop relire l'observation de ce premier succès de trachéotomie, obtenu sur un nom illustre, mademoiselle de Puységur, et les observations qui la suivirent. On y voit réfutées les objections faites à cette opération par divers chirurgiens, et notamment par Jurine; on y trouve indiqués tous les soins consécutifs indispensables à la réussite.

C'est pour n'avoir pas suivi aveuglément les préceptes de Bretonneau, notamment ceux qui concernaient l'emploi d'une double carule, proposée mais non employée par lui, que les chirurgiens eurent si peu de succès à enregistrer, et que la trachéotomie eut tant de peine à faire son chemin.

Encore plus qu'à Bretonneau, c'est à M. Trousseau que l'on doit d'avoir vulgarisé cette opération, en montrant par des faits nombreux combien la trachéotomie pouvait rendre de services en arrachant les enfants à une mort certaine.

Dès 1830, M. Trousseau publia le deuxième exemple de trachéotomie faite avec succès.

En 1839, une discussion eut lieu à l'Académie de médecine à propos d'observations envoyées par M. Gendron, cette discussion fut défavorable à la trachéotomie; cependant il fut établi que sur 60 opérés on comptait 18 guérisons.

En 1844, on connaissait 212 opérations, dont 40 guérisons.

En 1849, M. Trousseau entra à l'hôpital des Enfants, et alors la trachéotomie entra dans une voie qu'elle n'a pas quittée depuis.

Jusqu'alors 49 trachéotomies avaient été faites à cet

hôpital, sans aucun succès. Grâce à son expérience et à quelques perfectionnements introduits dans les soins consécutifs, M. Trousseau fut plus heureux ; il obtint un bon nombre de guérisons. Depuis lui, les médecins et les internes de l'hôpital des Enfants, fidèles à sa méthode, ont continué à obtenir des succès, et la dernière discussion à l'Académie de médecine, dans laquelle on a cherché à incriminer cette opération, a montré que depuis dix ans la proportion des guérisons était un peu plus d'un quart.

Sur 466 opérations, 127 ont été suivies de succès.

127 enfants ont donc dû leur salut à la trachéotomie dans une période de dix années.

On ne saurait la recommander d'une façon plus éloquente.

Indications et contre-indications de la trachéotomie. — La trachéotomie n'est pas le remède du croup ; son influence sur l'évolution de celui-ci est nulle ; elle ne saurait l'empêcher de parcourir toutes ses périodes ; elle ne peut en rien modifier son caractère ; elle s'adresse à l'asphyxie et combat seulement ce symptôme.

L'indication de la trachéotomie est donc bien simple : lorsqu'un enfant asphyxie, opérez, tel est le conseil de tous les praticiens.

Il est utile cependant de saisir le moment de l'opération ; on doit savoir distinguer l'asphyxie urgente, qui réclame un prompt secours, de l'asphyxie passagère ; on arrive à cette connaissance par la pratique des malades.

Le plus souvent les enfants ont cinq ou six accès de suffocation, éloignés de quelques heures, avant d'entrer dans la période d'asphyxie croissante et continue qui les conduit à la mort si l'intervention du chirurgien n'y met pas un terme. La respiration est alors assez régulière dans

son rhythme, quoique pénible ; les mouvements du corps
sont moins désordonnés, la face est moins vultueuse que
pendant les accès de suffocation ; l'expression des yeux
offre moins d'angoisse, en un mot le malade commence
à subir les effets d'intoxication par le sang noir.

Mais quelquefois aussi un accès de suffocation court
devient tellement grave, qu'il n'y a pas un seul instant à
perdre pour opérer.

L'opération est donc décidée ; quelles sont ses contre-
indications? Quelques médecins n'en admettent aucune
et opèrent quand même ; leur raisonnement est le suivant : si l'enfant doit mourir sans opération, la trachéotomie n'ajoutera pas à sa position une chance mauvaise ;
elle pourrait par hasard en ajouter une bonne en satis-
faisant à l'indication de donner de l'air.

Ce raisonnement est spécieux, mais nous ferons observer qu'un médecin ne doit jamais tenter une opération
inutile dont il n'attend aucun succès, et qu'il compromet
ainsi auprès des familles une ressource extrême, qu'il
serait heureux d'avoir pour d'autres cas. Lorsque les
contre-indications de la trachéotomie seront bien connues
et bien respectées, une grande partie des préventions du
public ne pourront que tomber.

Nous résumerons ainsi les contre-indications :

1° *L'âge.* — Nous savons déjà qu'au-dessous de deux
ans la guérison est rarissime ; on n'opérera au-dessous de
cet âge que des enfants ayant au moins dix-huit mois, et
dont la constitution sera robuste.

2° *Pneumonie croupale.* — La broncho-pneumonie accompagne malheureusement trop souvent le croup ; on
s'abstiendra d'opérer si l'on a pu en constater les signes ;
mais quand on apporte un enfant en état d'asphyxie,

il est impossible à l'auscultation de diagnostiquer l'état d'un poumon où l'air ne pénètre presque pas. La seule présomption en faveur de la pneumonie est la brièveté et la rapidité des inspirations.

3° *Intoxication diphthéritique.* — Cette contre-indication est absolue ; elle est du reste bien saisie par les praticiens, grâce surtout aux allures et à la forme de la maladie. Il est rare que les enfants infectés éprouvent des accès de suffocation véritable : ils *tirent* très peu ; leur face est pâle, plombée, leurs muqueuses décolorées, le cou tuméfié par engorgement ganglionnaire, les narines ulcérées, laissant couler une sécrétion âcre qui irrite et ulcère la peau de la lèvre supérieure ; la voix se conserve plus longtemps, l'asphyxie est très lente, elle arrive par le fait de l'intoxication, et l'on trouve le plus souvent à l'autopsie un sang poisseux, non coagulé, de couleur *sépia.*

On appliquera tous ses soins au diagnostic de l'intoxication diphthéritique et du croup compliqué qui la simule quelquefois. Bon nombre d'enfants atteints de croup présentent encore de l'angine, du coryza, mais le caractère malin de l'intoxication manque ; il faut donc opérer et ne pas se laisser arrêter par des apparences trompeuses. La connaissance de l'état épidémique favorisera encore le diagnostic.

Le croup secondaire, quoique très dangereux, doit être opéré, à moins d'une débilité extrême du malade, de gangrènes, etc. ; quelques rares succès autorisent la trachéotomie.

Nous ne voyons pas d'autres contre-indications à signaler. Il faut se garder de la tendance opposée à celle que nous avons combattue plus haut, et ne pas oublier que la hardiesse en médecine n'est souvent que de la sagesse.

Manuel opératoire. — 1° Procédé ordinaire (Trousseau).

Les instruments nécessaires à l'opération sont : un bistouri droit, un bistouri boutonné, une pince à dissection, un dilatateur, deux érignes mousses, une pince courbe à fausses membranes, dite pince de Guersant, et la canule.

Le choix du dilatateur est important. Le plus usité est celui de Trousseau et Guersant. Il se recommande par sa simplicité; son usage demande une certaine habitude, et nous recommandons de l'introduire en pressant sur les branches et jamais sur les anneaux; l'introduction étant faite, on presse alors sur les anneaux qui écartent les mors.

A l'hôpital Sainte-Eugénie on emploie le dilatateur de Garnier, dont le principe est différent. C'est une pince à branches croisées, élastiques, dont les extrémités restent en contact par le seul ressort des branches et s'écartent à la moindre pression des doigts au-dessus de leur point de croisement.

Enfin, M. Laborde a fait construire un dilatateur qui a donné de très bons résultats. C'est un dilatateur de Guersant, auquel on a ajouté une troisième branche inférieure cannelée. Par l'écartement des branches, on obtient une ouverture triangulaire qui facilite l'introduction de la canule.

Nous donnons la préférence à la canule double à aileron mobile de Luër. Depuis son introduction dans la pratique de l'hôpital des Enfants, les ulcérations de la trachée sont devenues beaucoup plus rares; elle gêne très peu les

mouvements du cou, et l'aileron peut se mouvoir légèrement sans tirailler douloureusement la trachée (1).

La canule contient une sonde de gomme élastique, qui
rend son introduction plus facile. Ce moyen, préconisé
par Gerdy, est excellent. L'extrémité libre de la canule
est taillée un peu en biseau et ses bords sont mousses
pour ne pas blesser la muqueuse trachéale. Une plaque
de taffetas est traversée par la canule et s'interpose entre
l'aileron et la peau du cou. La canule est fixée par des
rubans doubles que l'on noue derrière le cou ou que l'on
attache par une épingle; les rubans doivent être changés
très souvent; ils s'imbibent en effet de sang ou de mucosités, se durcissent, et peuvent à la longue ulcérer la
peau et faire naître des ulcères diphthéritiques.

Position du malade et des aides. — Le malade est
opéré sur son lit ou mieux sur une petite table recouverte
d'un matelas et munie d'un traversin; le corps est dans le
décubitus horizontal, les épaules appuient sur le traversin,
la tête est sur un plan plus inférieur, et le cou par conséquent fait saillie et s'allonge autant que possible.

L'éclairage est une condition importante; dans le jour,
la table sera placée vis-à-vis d'une fenêtre, les pieds tournés
du côté de la lumière; dans la nuit, les aides se muniront
de petites bougies de cire, dont on peut approcher la
flamme très près de la plaie.

L'enfant est déshabillé, enveloppé dans une couverture,
afin que le chirurgien ne soit pas gêné s'il est néessaire
de pratiquer la respiration artificielle.

Quatre aides suffisent parfaitement à toutes les exigences

(1) Nous renvoyons le lecteur, pour l'appréciation des diverses canules,
à l'excellent mémoire de M. Bouvier, lu à l'Académie de médecine le
23 septembre 1862.

de l'opération. Deux maintiennent les membres de l'enfant; ils se placeront à genoux pour laisser arriver toute la lumière jusqu'au cou du malade. Un troisième est chargé d'une mission importante, celle d'immobiliser la tête; il la maintiendra au moyen des doigts fixés sur le maxillaire inférieur, et restera derrière le malade. Enfin le dernier aide épongera la plaie, écartera avec des érignes les lèvres de l'incision des parties molles, comprimera les veines, etc.

Position du chirurgien; soins préliminaires. — Le chirurgien est placé à la droite du malade; ce précepte est déduit de la direction que l'on donne à l'incision, toujours pratiquée de haut en bas; en se plaçant à la gauche, le chirurgien est gêné par la saillie du menton, et doit alors inciser les téguments de bas en haut; dans ce cas, le point de repère si important de la trachéotomie lui fait complétement défaut, nous voulons parler de la saillie cricoïdienne dont M. Chassaignac a fait ressortir toute l'utilité.

Avant d'inciser, le chirurgien examine le cou avec soin; il remarque la direction des veines sous-cutanées qu'il pourrait intéresser; le doigt promené sur la ligne médiane, palpe la trachée, et reconnaît le tubercule cricoïdien, limite supérieure de l'incision.

Cette exploration suffit à la plupart des opérateurs, mais d'autres plus consciencieux et craignant pendant l'incision les déplacements dans la position du malade et par conséquent dans la direction apparente de la trachée, marquent par une ligne tracée à l'encre ou au crayon, les limites qu'ils donneront à l'incision et à la direction de la trachée. Dans un cas très pressant on se dispensera de ce procédé, mais quand on a assez de temps devant

soi, on ne peut que se louer de l'avoir mis en usage.
L'importance de la ligne médiane est en effet capitale, et
la moindre déviation peut rendre la trachéotomie très
longue et très difficile.

Incision des téguments. — La main gauche de l'opérateur tendant la peau, la main droite, armée du bistouri, fait une incision suffisamment longue, commençant
au niveau du bord supérieur du cartilage cricoïde. Une
deuxième incision divise complétement le tissu cellulaire
graisseux, ordinairement très abondant chez l'enfant.
Ce temps de l'opération s'accompagne souvent de difficultés si l'on rencontre des veines ; celles-ci sont alors
gonflées et leur section produit une hémorrhagie abondante ; le sang remplit la plaie et l'on ne voit plus ce que
l'on fait. Il faut donc ménager les veines, les écarter avec
les érignes ; si elles ont été lésées, un aide les comprimera, et le chirurgien, se guidant uniquement sur le
toucher, achèvera l'opération.

En procédant couche par couche, on arrive sur l'aponévrose cervicale, dont l'incision sera pratiquée avec
beaucoup de soin et jamais en même temps que l'ouverture de la trachée. Lorsque l'on n'a fait qu'une ponction de
l'aponévrose et de la trachée, les lèvres des plaies apo-
névrotique et trachéale ne se correspondent pas toujours
et l'introduction de la canule devient très laborieuse. C'est
dans les cas de ce genre qu'on plonge la canule dans le
tissu cellulaire péritrachéal et qu'en décollant la trachée
on prépare la voie aux suppurations du cou et du mé-
diastin.

Incision de la trachée. — L'aponévrose incisée et la
trachée dénudée, le chirurgien a la trachée sous son
doigt, il en a la sensation bien nette et constate ses mou-

vements de locomotion. Sans la fixer entre les doigts, et surtout sans la déprimer fortement, il guide sur l'ongle de l'index gauche qui ne la quitte pas, la lame du bistouri, et fait d'emblée une incision longue au moins d'un centimètre et demi. Un sifflement produit par le passage de l'air et un flot d'écume sanguinolente annoncent que la trachée est bien ouverte ; l'index gauche ne doit pas abandonner la plaie avant que le dilatateur ou la canule soit introduite ; de plus il empêche l'introduction du sang dans l'arbre bronchique. Si l'ouverture de la trachée était jugée insuffisante, on débriderait avec un bistouri boutonné, dont le tranchant serait surtout dirigé en haut.

La trachée est ouverte, que doit faire le chirurgien? Ici se présentent quelques détails qu'on ne doit pas passer sous silence.

1° L'enfant n'a pas d'hémorrhagie grave. On le fera asseoir sur la table, on le ranimera et on provoquera la toux pour qu'il expectore le sang qu'il a pu avaler et les fausses membranes. Ce moment est le plus précieux pour l'extraction des fausses membranes que l'on tentera, soit au moyen d'une pince ordinaire, soit avec la pince de Guersant. Après quelques minutes, la canule sera introduite.

2° L'hémorrhagie est abondante, l'introduction de la canule est alors indispensable et elle sera pratiquée très rapidement. On excitera la toux pour faire rendre le sang qui a dû passer dans les bronches et qui peut donner lieu aux plus graves accidents. Il n'est pas rare de voir des enfants atteints dans ce cas de convulsions, d'un état syncopal qui peut les emporter immédiatement ; la respiration artificielle, la flagellation, le chatouillement de la trachée avec une barbe de plume seront tour à tour essayés. On ne se découragera pas, même en présence d'une mort qui paraît certaine, et nous avons vu des enfants ressusciter pour ainsi dire, grâce à la persévérante énergie avec laquelle les moyens de salut étaient appliqués.

Introduction du dilatateur et de la canule. — Le doigt, au contact de la trachée, sert de guide au dilatateur; mais l'emploi de celui-ci est facultatif; quelques opérateurs préfèrent introduire la canule sans son intermédiaire et reprochent au dilatateur de déchirer la trachée et d'agrandir démesurément la plaie. Ces récriminations ne s'adressent qu'à ceux qui manient brutalement le dilatateur; d'ailleurs, dans beaucoup de cas, et privé de dilatateur, on s'exposerait aux mêmes accidents, la canule refoulant les bords de la trachée et les déchirant si elle est présentée sans précaution.

Après l'introduction du dilatateur, l'opérateur, ou mieux un aide, fait pénétrer la canule entre ses branches. On se placera toujours en face de l'opéré, pour ne pas perdre la direction de la plaie qui doit représenter celle de la trachée. Ce temps de l'opération est le plus important et il exige une attention et une patience soutenues. Si l'on ne peut faire pénétrer la canule après plusieurs tentatives, quoique le doigt ait fait juger suffisante l'ouverture trachéale, l'opérateur se placera soit à droite, soit à gauche du malade, petit artifice dont la pratique a été jugée excellente dans le cathétérisme des voies urinaires; ou bien la sonde qui dépasse la canule sera poussée dans la plaie de telle façon que le grand diamètre du pavillon de la canule soit vertical; on n'a plus alors qu'à lui faire exécuter une légère rotation en bas combinée avec un mouvement de projection en arrière, pour arriver à placer l'instrument.

On concevra toute l'importance des signes positifs de

la présence de la canule dans la trachée, lorsqu'on saura que des enfants sont morts après et même pendant l'opération, par la faute des chirurgiens qui avaient logé la canule soit dans le tissu cellulaire péritrachéal, soit dans l'œsophage.

La voix se perd complétement dès que la canule est placée ; un sifflement retentissant se fait entendre ; du sang, des mucosités, des fausses membranes s'échappent par la canule ; la flamme d'une bougie approchée du cou est déviée ou éteinte ; enfin, au bout de quelques secondes, et après quelques quintes de toux convulsives, l'enfant éprouve un bien-être immédiat qui contraste avec l'expression d'anxiété et l'imminence d'asphyxie.

Quelquefois, outre l'air qui passe par la canule, on aperçoit des bulles sur ses côtés ; l'instrument ne reste pas en place, tend à être projeté en avant ou à s'incliner latéralement ; ces signes, qu'on ne négligera pas, indiquent que la canule est trop étroite pour la trachée, on avisera donc à en prendre une autre plus large, parce qu'un accès de toux pourrait déplacer la première et causer l'asphyxie. M. Trousseau prescrit de placer la plus forte canule possible. Ce précepte est très important.

2° *Procédé de M. Chassaignac.* — Ce procédé a été expérimenté pendant près d'un an à l'hôpital des Enfants. Il est aujourd'hui peu employé.

Les instruments nécessaires sont : un bistouri droit, un dilatateur et un tenaculum creusé d'une cannelure sur la convexité.

Le chirurgien se guide sur la présence du tubercule du cartilage cricoïde, dit tubercule cricoïdien par M. Chassaignac. L'ongle de l'index droit le maintenant, la pointe du tenaculum tenu dans la main gauche est introduite immédiatement au-dessous et pénètre dans la trachée, le manche du tenaculum étant tourné vers le menton. Le chirurgien fait glisser le bistouri dans la rainure du tenaculum, et incise d'un seul coup les téguments et quatre anneaux de la trachée.

Dans cette opération, le chirurgien peut se placer à droite ou à gauche du malade indifféremment. La trachéotomie est pratiquée très rapidement, si l'incision ne dévie pas de la ligne médiane.

On a reproché à ce procédé son action un peu aveugle, et le danger qu'entraîne la fixation de la trachée par le tenaculum, fixation qui nuit momentanément à l'énergie des derniers efforts respiratoires du malade.

3° *Procédé de M. Maisonneuve.*—Le nouvel instrument de M. Maisonneuve, nommé par lui trachéotome, consiste en une lame en forme d'aiguille courbe, tranchante sur sa concavité. La pointe est en fer de lance ; le talon se monte sur un manche fixe.

La ponction de la trachée étant pratiquée par la pointe, celle-ci ressort de dedans en dehors, en traversant la trachée et les téguments, que dans ce même temps la lame doit couper d'un seul coup.

Nous ne savons pas si l'instrument a été essayé sur le vivant ; sur le cadavre, son emploi est facile ; mais on a à redouter la perforation de la trachée de part en part, si le trachéotome est introduit trop profondément. Nous reprocherons en outre à ce procédé d'agir tellement à l'aveugle qu'on ne pourra jamais l'employer avec une complète sécurité.

Soins consécutifs à la trachéotomie. — La réussite des trachéotomies tient en grande partie à la bonne entente des soins consécutifs à l'opération ; ces soins ne peuvent guère être appris qu'au lit du malade, et dans les hôpitaux d'enfants où ils ont été le résultat de la longue pratique des médecins et des religieuses. Une surveillance continuelle, une attention de tous les instants, un dévouement inaltérable, sont avant tout le nécessaire; M. Trousseau a eu le mérite d'insister avec force sur ce point capital, et d'en faire la pierre angulaire du traitement.

La canule ayant été placée et fixée solidement, l'enfant sera habillé, réchauffé, ranimé s'il est encore un peu sous l'inffuence de l'état asphyxique antérieur. Des lotions vinaigrées seront pratiquées sur la poitrine et la face; on cherchera surtout à stimuler l'énergie de la respiration, afin de produire par des accès de toux l'expulsion des fausses membranes. Dans le même but, on donnera à boire un peu d'eau rougie sucrée. Enfin, on placera autour du cou une cravate en mousseline, qui, participant de la chaleur du corps, réchauffera l'air qui entre par la canule, et préviendra autant que possible la pneumonie presque inévitable avant l'invention de ce petit procédé.

L'enfant est reporté à son lit; tantôt il paraît jouir d'un bien-aise parfait, respire librement, regarde autour de lui; tantôt sa respiration est encore pénible, entrecoupée de quintes de toux; tantôt enfin une sorte d'hébétude persiste après l'asphyxie et l'entraîne au sommeil.

Au bout de quelques instants, le besoin du sommeil se manifeste impérieusement. Il faut le retarder pendant un quart d'heure ou une demi-heure, surtout pour les malades qui toussent et ceux qui, depuis l'opération, sont restés hébétés; on doit provoquer la toux, sans quoi le sommeil amènerait une obstruction temporaire des bronches par les mucosités, de la trachée par les fausses membranes, obstruction qui favorise singulièrement le collapsus du poumon et la congestion inflammatoire.

Dès que l'enfant sera réveillé, on surveillera la respiration ; celle-ci devient-elle bruyante, on retirera la canule interne qui sera nettoyée à l'aide d'un écouvillon et trempée dans l'eau tiède. Cette opération se renouvellera très souvent.

Vingt-quatre ou trente-six heures après l'opération, on enlèvera la canule double pour la nettoyer complétement, changer les rubans, le taffetas gommé et visiter la plaie. Celle-ci sera cautérisée avec le nitrate d'argent ou bien pansée au jus de citron. Pendant toute la durée du pansement, on se munira d'un dilatateur, et on sera prêt à l'introduire si la respiration s'embarrasse.

Si la respiration est régulière, on laissera le malade privé de canule pendant dix minutes, un quart d'heure pour le premier pansement. Les jours suivants, cet intervalle sera prolongé, et vers le cinquième jour, dans les cas heureux, l'enfant pourra se passer de canule.

Le but de cette méthode est : 1° de prévenir les ulcérations par suite du contact trop prolongé de la canule ; 2° d'habituer l'enfant à respirer par le larynx ; 3° de saisir les fausses membranes en partie adhérentes à la trachée et flottantes au fond de la plaie.

La canule doit être encore enlevée complétement si le malade est pris d'un accès de suffocation rapide ; la cause en est presque toujours due à un lambeau de fausse membrane qui obture la lumière de la canule et forme bouchon, soit qu'il ait été amené là par les efforts d'expectoration, soit que la canule l'ait refoulé en s'en coiffant pour ainsi dire.

Enfin on occupera l'enfant, on cherchera à l'amuser,

on préviendra tout ce qui peut le contrarier, les contra-
riétés se traduisant en effet par des quintes de toux très
pénibles.

Régime des opérés. — Faire manger les enfants, tel
est le secret des premiers succès de M. Trousseau; les
enfants s'y prêtent tant que les complications n'apparais-
sent pas. Quelques-uns cependant doivent être contraints,
parce que l'ingestion des aliments provoque la toux; on
emploiera alors divers subterfuges pour les déterminer à
se soutenir.

L'invasion de la pneumonie consécutive est annoncée,
outre les signes physiques, par la perte de l'appétit. Il
faut encore nourrir les malades, mais très légèrement.

Quant à la paralysie du voile du palais qui complique
si souvent le croup, elle exige des soins encore plus assi-
dus. Dût-on recommencer vingt fois, on fera prendre aux
enfants des tapiocas, des bouillies qui passent moins facilement par le nez et par la trachée, et on les empêchera
ainsi de mourir littéralement de faim.

Nous pensons que les médicaments sont plus nuisibles
qu'utiles lorsque la marche de la maladie est régulière;
ils fatiguent les malades, les dégoûtent, et leur donnent
de l'éloignement pour les aliments.

Le kermès, le sirop de Tolu, sont prescrits quelquefois;
le premier avec ménagement parce qu'il détermine la
diarrhée et épuise l'opéré.

Le sirop de quinquina sera employé avec succès comme
tonique, ainsi que le café au quinquina.

Enfin, on évitera avec soin les causes de refroidissement; l'enfant ne sortira qu'après cicatrisation de la
trachée.

Nous renvoyons, pour d'autres détails, à l'excellente

thèse de M. Millard, 1858, qui a traité la question avec soin et talent.

Accidents de la trachéotomie. — La trachéotomie est en général une opération facile ; mais dans certains cas, chez les enfants jeunes principalement, elle se complique de difficultés, et peut même être suivie d'accidents mortels.

De ces accidents de la trachéotomie, les uns peuvent survenir pendant le cours de l'opération, et les autres au bout de plusieurs jours seulement. De là une distinction entre des accidents immédiats et des accidents consécutifs.

Accidents immédiats. — Les plus fréquents sont l'hémorrhagie, la mort apparente, l'emphysème, les convulsions et l'incision de la paroi postérieure de la trachée.

Hémorrhagie. — Il est rare que l'opération se fasse à blanc. Habituellement il y a un écoulement de sang qui devient plus abondant si l'opérateur rencontre un corps thyroïde très volumineux, ou si l'enfant, en proie depuis quelques heures à l'asphyxie, présente un gonflement considérable des veines du cou.

Comme on a presque toujours affaire à du sang veineux, l'écoulement cesse après l'introduction de la canule, dont il faut alors tenir les liens plus serrés, afin de produire un peu de compression ; dans les cas d'hémorrhagie persistante on emploiera avec succès des rondelles d'amadou et de perchlorure de fer.

Mort apparente. — Elle arrive plus souvent par asphyxie que par syncope. L'insufflation pulmonaire, les pressions sur le thorax, la flagellation, suffisent ordinairement pour rappeler les enfants à la vie.

L'*emphysème* survient ordinairement dans le cours des opérations où l'introduction de la canule s'accompagne de difficultés. Quelquefois nous l'avons vu se produire le lendemain de l'opération, ce qui tenait probablement à ce que la canule, échappée de la plaie de la trachée, l'avait obstruée incomplétement en se plaçant au-devant d'elle; l'air ne pouvant s'échapper par la plaie cutanée, s'était alors infiltré dans le tissu cellulaire. Borné au cou et à la partie supérieure de la poitrine, l'emphysème disparaît au bout de deux à trois jours. Mais s'il gagne la face, envahi tout le thorax et a une tendance à se généraliser, il produit promptement la mort.

Quand il survient avant l'introduction de la canule, il rend ce temps de l'opération extrêmement pénible.

Les *convulsions* rares tiennent à la congestion du cerveau, consécutives à la gêne de la respiration.

La *perforation de la trachée* est un accident qui a été signalé chez les jeunes enfants qui ont ce conduit peu volumineux.

Accidents consécutifs. — C'est l'altération de la plaie et les ulcérations trachéales.

Ces deux complications, qui souvent existent ensemble, nous paraissent devoir être rapportées à la même cause, la dépression profonde de l'économie par le fait de l'intoxication diphthéritique.

Les altérations de la plaie sont de diverses natures, tantôt c'est un érysipèle qui se déclare, tantôt c'est la plaie qui se recouvre d'exsudation diphthéritique. Enfin, dans certains cas, c'est la gangrène qui se déclare. Ces symptômes locaux sont toujours l'indice d'un état général très grave et d'un fâcheux pronostic. La fréquence de ces complications tient beaucoup au génie de l'épidémie; très communes dans certaines années, elles disparaissent pour revenir ensuite.

Les ulcérations de la trachée sont dues au contact de la canule. On les rencontre à la partie postérieure, là où correspond la courbure de la canule, et à la paroi antérieure, là où appuie le bord antérieur de l'extrémité de la canule. Mais il faut admettre une tendance générale de l'économie à l'ulcération ; car tous les enfants qui ont gardé la canule un certain temps ne présentent pas cette altération, et nous l'avons rencontrée à l'autopsie d'enfants qui avaient succombé trois et quatre jours seulement après l'opération.

On évitera, du reste, cette complication en employant les canules mobiles fabriquées par M. Lüer suivant les indications de M. Roger. Ces canules ont leur partie verticale articulée et non soudée avec leur portion horizontale, ce qui leur permet de se mouvoir en haut et en bas, latéralement, et de suivre les mouvements de la trachée.

Nous ne parlons pas ici de la pneumonie croupale, accident consécutif le plus grave, et que tous les efforts des médecins doivent tenter de prévenir. Disons seulement que la pneumonie n'est pas nécessairement mortelle après la trachéotomie, et que par une exception malheureusement trop rare, les enfants peuvent ne contracter qu'une pneumonie franche. Nous avons été témoin d'un remarquable succès de ce genre obtenu dans la pratique de M. Guersant. Il ne faut donc jamais désespérer en face même des complications les plus graves.

TROISIÈME PARTIE.

STATISTIQUE DE LA TRACHÉOTOMIE.

I. — Statistique de la trachéotomie à l'hôpital des Enfants malades.

Il est difficile de dresser une statistique exacte de la trachéotomie à Paris ; en effet, deux cas peuvent se présenter : ou bien l'opération a été pratiquée en ville, et les chirurgiens n'en publient pas le résultat ; ou bien les enfants opérés ont été traités dans les hôpitaux et soumis par cela même à toutes les influences désastreuses d'un séjour prolongé dans un milieu nuisible ; dans ce cas les résultats sont moins avantageux et ne peuvent représenter la somme des chances favorables de l'opération. Ce que nous disons au sujet de la trachéotomie s'applique à toutes les opérations graves, et l'on sait, par exemple, que la mortalité des amputations est au moins deux fois plus considérable dans les hôpitaux de Paris que dans les petites villes et la campagne.

Mais si nous établissons qu'à Paris même, les succès dans la trachéotomie ont une certaine importance, on peut en inférer que dans tout autre lieu la proportion des succès ne fera que s'accroître. De cette façon, nous l'espérons, on verra se dissiper bien des préventions contre un moyen héroïque, qui seul peut conjurer la terminaison funeste du croup.

Dans ce but, nous avons relevé à l'hôpital des Enfants malades la liste des trachéotomies faites dans une période de douze ans, de 1851 à 1863.

Antérieurement à cette époque, la trachéotomie était pour ainsi dire inconnue à Paris; son introduction date de l'arrivée de M. Trousseau à l'hôpital des Enfants; et cependant le croup n'était rien moins que fréquent. De 1826 à 1840, le croup a enlevé 229 victimes par an, à Paris, et 387 dans les quinze années suivantes (1). Récemment encore, du 1er janvier 1853 au 1er juillet 1856, on compte dans le 3e arrondissement de Paris, population 69 000 âmes, 99 décès causés par le croup, la trachéotomie n'ayant été pratiquée que 17 fois (2).

Les premiers succès furent obtenus à l'hôpital des Enfants en 1849 et 1850. Dès lors l'impulsion était donnée et l'opération devint fréquente.

Année 1851.—31 trachéotomies : garçons, 24 ; filles, 7.

Garçons morts	11	Filles mortes	6
Garçons guéris	13	Filles guéries	1

Total. . . . . . 14 guérisons, 17 morts.
Proportion des guérisons, 1 sur 2,2.

Année 1852.—61 trachéotomies : garçons, 26; filles, 35.

Garçons morts	19	Filles mortes	24
Garçons guéris	7	Filles guéries	11

Total. . . . . 18 guérisons, 43 morts.
Proportion des guérisons, 1 sur 3,3.

(1) Roger et Sée, *Statistique du croup* (*Gaz. des hôp.*, 2 novembre 1858).
(2) Bergeron, *Statistique du croup dans le 3e arrond. de Paris*, id.

Année 1853.—64 trachéotomies : garçons, 34 ; filles, 30.

Garçons morts . . . . 27 | Filles mortes. 25
Garçons guéris. . . . 4 | Filles guéries. 5

Total. . . . . . 9 guérisons, 52 morts.
Proportion des guérisons, 1 sur 5,7.

Année 1854.—42 trachéotomies : garçons, 25 ; filles, 17.

Garçons morts . . . . 20 | Filles mortes. 9
Garçons guéris. . . . 5 | Filles guéries 8

Total. . . . . 13 guérisons, 29 morts.
Proportion des guérisons, 1 sur 3,2.

Année 1855. — 48 trachéotomies : garçons, 23 ; filles, 25.

Garçons morts . . . . 17 | Filles mortes. 18
Garçons guéris. . . . 6 | Filles guéries 7

Total. . . . . 13 guérisons, 35 morts.
Proportion des guérisons, 1 sur 3,6.

Année 1856.—54 trachéotomies : garçons, 34 ; filles, 20.

Garçons morts . . . . 22 | Filles mortes 12
Garçons guéris. . . . 11 | Filles guéries. 6

Total. . . . . 17 guérisons, 34 morts.
Proportion des guérisons, 1 sur 3,2.

En outre 3 enfants, 1 garçon et 2 filles, ayant quitté
l'hôpital avant la guérison, et sur lesquels on manque de
renseignements (1).

(1) Ce chiffre supplémentaire est compris dans le chiffre des opérations,
mais non dans celui des morts et guérisons. La proportion est déduite
comme s'il comptait au rang des morts.

Année 1857. — 70 trachéotomies : 41 garçons ; 29 filles.

| Garçons morts. . . . 36 | Filles mortes. . . . . 18 |
| Garçons guéris. . . . 5 | Filles guéries . . . . 11 |

    Total. . . . . 16 guérisons, 54 morts.
    Proportion des guérisons, 1 sur 4,3.

Année 1858. — 109 trachéotomies : 51 garçons ; 58 filles.

| Garçons morts . . . . 34 | Filles mortes. . . . . 39 |
| Garçons guéris. . . . 17 | Filles guéries . . . . 18 |

    Total. . . . . 35 guérisons, 73 morts.
    Proportion des guérisons, 1 sur 3.

En outre une fille ayant quitté l'hôpital avant guérison.

Année 1859. — 161 trachéotomies : 75 garçons ; 86 filles.

| Garçons morts. . . . 55 | Filles mortes. . . . . 61 |
| Garçons guéris. . . . 19 | Filles guéries. . . . . 23 |

    Total. . . . . 42 guérisons, 116 morts.
    Proportion des guérisons, 1 sur 3,8.

En outre, 2 filles et 1 garçon ayant quitté l'hôpital avant
guérison.

Année 1860. — 130 trachéotomies : 75 garçons ; 55 filles.

| Garçons morts . . . . 61 | Filles mortes. . . . . 44 |
| Garçons guéris. . . . 14 | Filles guéries . . . . 11 |

    Total. . . . . 25 guérisons, 105 morts.
    Proportion des guérisons, 1 sur 5,2.

Année 1861. — 101 trachéotomies : 53 garçons, 48 filles.

| Garçons morts. . . . 40 | Filles mortes. . . . . 35 |
| Garçons guéris. . . . 13 | Filles guéries. . . . . 13 |

    Total. . . . . 28 guérisons, 73 morts.
    Proportion des guérisons, 1 sur 4,2.

Année 1862. — 145 trachéotomies : garçons, 81 ; filles, 64.

Garçons morts 64	Filles mortes. 55
Garçons guéris. . . . 17	Filles guéries. 9

Total. . . . . . 26 guérisons, 119 morts.
Proportion des guérisons, 1 sur 5,8.

La proportion des guérisons a donc été :

En 1851 . . . . 1 sur 2,2	En 1857 . . . . 1 sur 4,3
1852 . . . . — 3,3	1858 . . . . — 3,0
1853 . . . . — 5,7	1859 . . . . — 3,8
1854 . . . . — 3,2	1860 . . . . — 5,2
1855 . . . . — 3,6	1861 . . . . — 4,2
1856 . . . . — 3,2	1862 . . . . — 5,8

Ce qui donne comme moyenne de douze années 1 guérison sur 4.

Le résumé de ces statistiques partielles répartit ainsi les opérations :

1011 trachéotomies. . . . { Garçons 537
{ Filles 469

Garçons morts. . . . 406	Filles mortes 336
Garçons guéris . . . 131	Filles guéries. . . . 133

Plus 5 filles et 2 garçons sortis avant guérison.

Si le nombre des garçons opérés, 539, est plus considérable que celui des filles, 474, la proportion des succès est inverse.

Garçons guéris, 1 sur 4,0.
Filles guéries , 1 sur 3,5.

II. — Statistique de la trachéotomie à l'hôpital Sainte-Eugénie (1).

Les résultats de la trachéotomie à l'hôpital Sainte-Eugénie diffèrent un peu de ceux que nous avons signalés à l'hôpital des Enfants malades. La mortalité y est plus élevée et dans une proportion plus notable.

L'hôpital Sainte-Eugénie a été ouvert en mars 1854.

Année 1854. — 6 trachéotomies : 3 garçons ; 3 filles. 6 morts ; pas de guérison.

Année 1855. — 9 trachéotomies : garcons, 7 ; filles, 2.

Garçons morts. . . . 5	Filles mortes. 1
Garçons guéris. . . . 2	Filles guéries. 1

Total. . . . . 3 guérisons, 6 morts.
Proportion des guérisons, 1 sur 3.

Année 1856. — 13 trachéotomies : garçons, 10 ; filles, 3.

Garçons morts. . . . 6	Filles mortes. 2
Garçons guéris. . . . 4	Filles guéries. 1

Total. . . . . 5 guérisons, 8 morts.
Proportion des guérisons, 1 sur 2,6.

Année 1857. — 25 trachéotomies : garçons, 15 ; filles, 10.

Garçons morts 13	Filles mortes. 6
Garçons guéris. . . . 2	Filles guéries 4

Total. . . . . 6 guérisons, 19 morts.
Proportion des guérisons, 1 sur 4,1.

(1) Les résultats sont relevés sur les documents officiels de l'administration de l'hôpital Sainte-Eugénie. Ils ont été communiqués par M. Cazin, interne à Sainte-Eugénie

Année 1858. — 119 trachéotomies : garçons, 67 ; filles, 52.

Garçons morts . . . . 55 | Filles mortes. 43
Garçons guéris. . . . 12 | Filles guéries. 9

Total. . . . . 21 guérisons, 98 morts.
Proportion des guérisons, 1 sur 5,6.

Année 1859. — 123 trachéotomies : garçons, 65 ; filles, 58.

Garçons morts . . . . 54 | Filles mortes. 49
Garçons guéris. . . . 11 | Filles guéries. 9

Total. . . . . 20 guérisons, 103 morts.
Proportion des guérisons, 1 sur 6,4.

Année 1860. — 55 trachéotomies : garçons, 29 ; filles, 26

Garçons morts . . . . 25 | Filles mortes. 23
Garçons guéris. . . . 4 | Filles guéries 3

Total. . . . . 7 guérisons, 48 morts.
Proportion des guérisons, 1 sur 7,8.

Année 1861 jusqu'au 15 août. — 46 trachéotomies : garçons, 29 ;
filles, 17.

Garçons morts . . . . 26 | Filles mortes. 15
Garçons guéris. . . . 3 | Filles guéries. 2

Total. . . . . 5 guérisons , 41 morts
Proportion des guérisons, 1 sur 9,2.

La proportion des guérisons a donc été :

En 1854. . . . 0 | En 1858 . . . . 1 sur 5,6
   1855. . . . 1 sur 3 | 1859 . . . .   — 6,1
   1856 . . . .   — 2,6 | 1860 . . . .   — 7,8
   1857 . . . .   — 4,1 | 1861 . . . .   — 9,2

Ce qui donne pour moyenne de huit années 1 sur 6,8.

La statistique de Sainte-Eugénie est par conséquent inférieure à celle de l'hôpital des Enfants. Faut-il attribuer cette différence à la malignité du croup dans les faubourgs populeux qui entourent Sainte-Eugénie, ou bien, les médecins de l'hôpital ayant une grande confiance dans le traitement médical de la diphthérite laryngée, attendent-ils trop tard pour opérer? Ce sont là des questions que nous ne sommes pas en mesure de résoudre aujourd'hui.

III. — Statistique de la trachéotomie à Paris (hors des hôpitaux) et en province.

Les succès actuels de la trachéotomie sont dus à la connaissance plus approfondie des soins consécutifs, du régime des opérés, non moins qu'à la proscription de moyens thérapeutiques dangereux, tels que les vésicatoires et les sangsues. On ne peut qu'expliquer ainsi l'amélioration des statistiques. Nous avons parlé plus haut de ces détails minutieux dont l'importance devient si grande, quand il s'agit de conserver la vie des enfants; nous ne reviendrons pas sur ce sujet, mais la liste qui va suivre fera juger de ce qu'était l'opération avant la vulgarisation de la méthode hygiénique consécutive (1).

1° Opérations pratiquées par MM. Gosselin, Deguise, Huguier, Jarjavay, Monod :

Enfants opérés 95
— morts 95

(1) Ces chiffres ont été produits à l'Académie de médecine, lors de la discussion sur la trachéotomie.

2° Opérations pratiquées par MM. A. Guérin, Michon, Laugier, Robert, Nélaton, Lenoir, Depaul :

> Enfants opérés. 117
> — morts. 116
> — guéris. 1

3° Opérations pratiquées par MM. Velpeau, Jobert et Désormeaux :

> Enfants opérés. 84
> — morts. 68
> — guéris 16

4° Opérations pratiquées par MM. Richet, Follin, Broca, Richard, Demarquay :

> Enfants opérés 39
> — morts. 20
> — guéris. 19

Il nous est malheureusement impossible de déterminer quels sont, dans le nombre, les enfants opérés en ville ; les chiffres représentant la totalité des opérations faites à la ville et à l'hôpital. Il reste donc une lacune difficile à combler sans la publication de quelques statistiques partielles.

MM. Beylard (Paris).	13 morts,	4 guér.
Moynier (1) (Paris).	3 —	11 —
Archambault (Paris)	21 —	8 —
Lalois (Belleville).	6 —	3 —
Total	43 morts,	26 guér.

Soit, pour Paris : 1 sur 2,6.

(1) *Union médicale,* 15 août 1861.

MM. Bardinet et ses confrères (Limoges). 57 morts.   17 guér.

Saussier (Troyes)	6 —	3 —
Viard (Montbard).	2 —	1 —
Baudin (Nantua)	4 —	3 —
Pétet (Du Câteau).	9 —	5 —
Total	78 morts.	20 guér.

Soit pour la province, 1 sur 3,6.

Mais, nous le répétons, toute cette statistique est à faire, et nous ne doutons pas que la proportion des succès doit être beaucoup plus considérable en province.

Un succès sur 2,6 à Paris, 1 sur 3,6 en province, 1 sur 3,8 à l'hôpital des Enfants, tel est le bilan de la trachéotomie dans le croup, telle est la meilleure défense de l'opération. Dieu merci, nous sommes bien loin de l'époque où le traitement médical du croup ne donnait qu'une guérison sur 6,5 de 1833 à 1839, et même une sur 18,5 de 1840 à 1841 (1). La trachéotomie a donc réalisé un véritable progrès dans la thérapie de cette affection.

IV. — Statistique du traitement médical du croup.

Tous les ans, un certain nombre d'enfants meurent dans les hôpitaux sans avoir été trachéotomisés, ou bien guérissent avant que l'opération ait été jugée urgente. La statistique de ces cas représentera donc le résultat du traitement médical.

Mais en groupant les chiffres relatifs à cette statistique, il ne faut pas commettre une erreur qui s'est déjà pro-

(1) Barthez, *Acad. des sciences*, séance du 20 novembre 1858.

duite plusieurs fois, et dont nous allons faire comprendre l'importance par un exemple.

En 1859, 39 enfants atteints de croup n'ont pas été trachéotomisés à l'hôpital des Enfants; 11 ont guéri, 28 sont morts. Il ne faut pas dire ici que la guérison par le traitement médical est 1 sur 2, mais on doit compter comme insuccès du traitement médical, non-seulement les enfants morts sans opération, mais tous ceux qui ont subi la trachéotomie, dernier remède contre une asphyxie que les soins médicaux les mieux appropriés n'ont pu prévenir. La moyenne change, et dans l'exemple donné ci-dessus, elle devient : 1 sur 6,6, le nombre total des croups de l'année étant de 234.

Il est très difficile de comparer les résultats fournis par le traitement médical exclusif et ceux du traitement chirurgical.

« En effet, dit M. Roger, *Archives de médecine*, 1862, les raisons pour lesquelles on n'opère point sont de nature tout à fait différente; chez un petit nombre d'enfants, on s'abstient de l'opération, parce que la diphthérite est légère, sans phénomènes d'intoxication générale, sans accès de suffocation et sans menace d'asphyxie.

» Chez d'autres, au contraire, si l'on ne pratique pas la trachéotomie, c'est qu'elle n'a aucune chance de réussir, soit qu'il existe des complications qui semblent devoir être nécessairement funestes (pneumonie double, etc.), soit que la diphthérite se montre généralisée, ou évidemment toxique, la mort étant imminente, non point par obstacle mécanique à l'accès de l'air, mais par septicémie. »

Les médecins de l'hôpital Sainte-Eugénie accordent une grande confiance au traitement médical actif du croup : voici la statistique des croups non opérés à cet hôpital :

Année 1854 — 14 cas de croup.

Enfants non opérés 8
3 guérisons, 5 morts.

Année 1855. — 28 cas de croup.

Enfants non opérés 19
7 guérisons, 12 morts.

Année 1856. — 33 cas de croup.

Enfants non opérés 20
3 guérisons, 17 morts.

Année 1857. — 50 cas de croup.

Enfants non opérés 25
11 guérisons, 14 morts.

Année 1858. — 145 cas de croup.

Enfants non opérés 26
10 guérisons, 16 morts.

Année 1859. — 158 cas de croup.

Enfants non opérés 35
16 guérisons, 19 morts.

Année 1860. — 79 cas de croup.

Enfants non opérés 24
7 guérisons, 17 morts.

Année 1861 jusqu'au 31 avril. — 27 cas de croup.

Enfants non opérés 3
1 guérison, 2 morts.

Total : sur 534 croups entrés à l'hôpital Sainte-Eugénie :

> 160 n'ont pas été opérés,
> 102 sont morts,
> 58 ont guéri (1).

V. — Statistique de la trachéotomie chez les animaux.

Qu'on nous permette de mettre en regard de la statistique des trachéotomies chez l'homme, les résultats empruntés à la médecine vétérinaire.

On sait que les affections diphthéritiques ne sont pas rares chez les animaux domestiques, et que l'angine croupale est depuis longtemps traitée par la trachéotomie (2).

Cette opération pratiquée à la période ultime donne de 67 à 68 succès sur 100, même avec les complications, et en particulier la pneumonie.

La trachéotomie préventive, faite pour empêcher la prorogation des fausses membranes, donne de 75 à 80 guérisons sur 100.

Il serait téméraire de conclure de l'animal à l'homme, mais on ne peut s'empêcher de remarquer combien l'ouverture de la trachée est une opération bénigne en elle-même.

VI. — Influence de l'âge sur le succès de la trachéotomie.

S'il est un fait bien établi scientifiquement, c'est celui-ci : Avant deux ans la trachéotomie ne guérit pas ou guérit

----

(1) Ces relevés ont été pris dans le tableau qui se trouve dans la dernière édition du Traité de M. Bouchut (1862).

(2) Delafond, *Acad. méd.*, 11 janvier 1859.

très rarement. Tel est l'enseignement de M. Trousseau et des médecins d'enfants.

A l'hôpital Necker, on soigne du croup, tous les ans, un grand nombre d'enfants au-dessous de deux ans, et presque jamais l'opération n'est tentée. Une série de quarante revers sans une seule guérison a motivé la proscription de la trachéotomie d'une manière générale. On n'y a recours que pour des enfants de dix-huit à vingt-quatre mois, de forte constitution.

Chez les petits enfants en effet, aux dangers de la pneumonie, s'en ajoute un autre au moins aussi grave; la non-expulsion des mucosités bronchiques, qui produit l'asphyxie tout aussi bien que les fausses membranes, soit par l'obturation des grosses bronches, soit par celle des petites, et alors détermine un véritable collapsus pulmonaire.

Les succès avant deux ans sont donc extrêmement rares. On peut les compter, et ils restent dans chaque hôpital à l'état de tradition.

De deux à cinq ans se montrent le plus grand nombre de beaux résultats, mais il ne faut pas oublier que cette période de temps est en rapport avec la plus grande fréquence du croup, par conséquent, le chiffre des succès est ici absolu et non relatif.

Au-dessus de cinq ans, la proportion des succès croît par rapport au nombre d'enfants du même âge opérés.

Voici le tableau des âges de quarante enfants opérés en 1859, et guéris.

Au-dessous de 2 ans . . . 0	A 6 ans 3
A 2 ans. 9	7 — 5
2 — 1/2. 5	8 — 1
3 — 7	9 — 1
4 — 7	11 — 1
5 — 9	12 — 1

Plusieurs faits rapportés dans la *Gazette hebdomadaire* de 1862 doivent nous faire modifier les conclusions adoptées dans notre première édition.

M. Bell (d'Édimbourg) a pratiqué avec succès la trachéotomie sur un enfant de sept mois. Nous ne savons pour quelle maladie l'opération a été pratiquée.

M. Scoutetten a réussi sur sa propre fille, âgée seulement de six semaines. Il est vrai que l'existence du vrai croup dans ce cas a été contestée. Cependant il existait des fausses membranes dans la gorge de l'enfant.

M. le professeur Trousseau a opéré avec bonheur un enfant de treize mois (*Journ. des connaiss. méd.-chirurg.*, 1834).

M. Barthez vient d'avoir le même succès sur une petite fille âgée de treize mois (novembre 1861). La guérison était complète quinze jours après l'opération, malgré une paralysie partielle du voile du palais qui dura sept jours.

L'un de nous a opéré, dans le service de M. Blache, une petite fille âgée de vingt-deux mois, qui guérit sans complications.

M. Laborde et d'autres auteurs ont publié des faits de guérison avant deux ans.

Ces exemples doivent donc modifier l'opinion longtemps professée et aujourd'hui généralement acceptée que la trachéotomie ne réussit pas au-dessous de l'âge de deux ans, et nous terminerons par cette conclusion :

Le très jeune âge ne saurait être une contre-indication absolue de la trachéotomie.

VII. — Influence des saisons sur le succès de l'opération.

L'influence des saisons sur le succès de la trachéotomie

est remarquable. Elle est en rapport avec la fréquence de la pneumonie, affection qui suit malheureusement trop souvent l'opération.

Le tableau suivant fait connaître par mois le résultat de 164 trachéotomies pratiquées en 1859 à l'hôpital des Enfants malades.

Janvier	21 opérations,	4 guérisons,	1 sur	7
Février	22	— 2	—	— 11
Mars	21	— 8	—	— 2,6
Avril	13	— 2	—	— 5,5
Mai	15	— 2	—	— 7,5
Juin, Juillet, Août.	29	— 7	—	— 4,1
Septembre	12	— 4	—	— 3
Octobre	7	— 5	—	— 1,4
Novembre	12	— 4	—	— 3
Décembre	12	— 2	—	— 6

D'après la gravité des opérations, les mois se répartissent ainsi :

Février	1 guérison sur 11	Juin, Juillet, Août,	1 sur 4,1
Mai	— 7,5	Septembre	— 3,1
Janvier	— 7	Novembre	— 3
Avril	— 6,5	Mars	— 2,6
Décembre	— 6	Octobre	— 1,4

En résumé, l'hiver et le printemps sont désastreux pour la trachéotomie; l'été, mais surtout l'automne, favorisent ses succès.

Dans ce tableau, la proportion remarquablement heureuse de succès au mois de mars est exceptionnelle.

VIII. — Efficacité de la trachéotomie suivant les diverses périodes du croup.

Le croup une fois confirmé, à quelle période de la maladie faut-il opérer? C'est une question sur laquelle nous n'insisterons pas autant que le comporte la gravité du sujet, parce que nous croyons la question parfaitement jugée après la mémorable discussion de l'Académie de médecine. — *Plus tôt la trachéotomie est pratiquée, plus elle a de chances de succès.* — Telles sont les conclusions auxquelles sont arrivés les docteurs Letexirant, André, Thibaut et Millard dans leurs thèses sur la trachéotomie. Nous aurions pu citer ici les faits observés par nos collègues, mais nous nous contenterons de ceux qui ont été soumis à notre observation, parce que nous les croyons en nombre suffisant comme statistique.

A quelle période du croup faut-il opérer? A la seconde, répondent les auteurs cités plus haut.

Pour notre compte, nous ne trouvons pas cette réponse assez nette, assez précise. Nous croyons que les périodes du croup, comme celles de toutes les maladies, ne sont nullement définies et que chacun peut les transformer à sa guise.

Si, en effet, on prend la division classique du croup en trois périodes, on voit que la deuxième période est caractérisée par le début des phénomènes d'asphyxie avec accès de suffocation, et la troisième par l'asphyxie confirmée et mort imminente. Or, combien de fois n'arrive-t-il pas que le *premier* accès de suffocation, signe caractéristique de la seconde période, produit l'asphyxie imminente et quelquefois telle que l'enfant succombe? Ce sont des faits dans lesquels la distinction des périodes du croup ne saurait être établie, puisqu'elles n'existent pas, et qu'on voit survenir en même temps les signes de la deuxième et de la troisième période.

Comme la trachéotomie n'est faite que dans un but, celui de remédier à l'asphyxie produite par obstacle à l'entrée de l'air, c'est surtout sur le degré de l'asphyxie qu'il faut baser l'opportunité de l'opération.

En observant attentivement la marche de l'*asphyxie croupale*, on peut y reconnaître trois degrés :

Premier degré. — *Asphyxie au début.* — Marqué par le sifflement laryngé, avec respiration un peu pénible et ne se faisant qu'avec effort des muscles inspirateurs, mais sans fréquence. A l'auscultation on entend encore le murmure vésiculaire, quoique affaibli. Le visage est bon et n'exprime aucune souffrance.

Là peuvent se borner les symptômes du croup, et alors la guérison s'obtient sans opération.

Ajoutez à ce degré, l'opération ne doit jamais être pratiquée, jamais même proposée.

Deuxième degré. — *Asphyxie confirmée.* — Les symptômes précédemment annoncés augmentent de gravité. La respiration devient bruyante aux deux temps, plus pénible, plus fréquente, et s'accompagne à l'inspiration d'une dépression très grande du creux épigastrique. Le murmure vésiculaire manque complétement, masqué par le bruit laryngé. Le visage se congestionne, et l'on voit apparaître des accès de suffocation. Ces derniers peuvent manquer et alors la dyspnée suit une marche croissante et progressive jusqu'au point de produire l'asphyxie avec mort imminente caractérisant le troisième degré.

Nous avons opéré un certain nombre d'enfants dans ces conditions. C'étaient pour la plupart des enfants dont nous avions suivi la maladie dès le début pas à pas, et chez lesquels les divers traitements employés ont été inutiles. La dyspnée n'en faisant pas moins de progrès, l'opération a été pratiquée avant qu'on ne laissât les poumons se congestionner d'un sang incomplétement hématosé. D'autres enfants étaient confiés à nos soins seulement lorsqu'ils étaient parvenus à ce degré d'asphyxie. S'ils étaient vierges de tout traitement, on essayait immédiatement les vomitifs, et l'opération n'était pratiquée que si leur emploi était suivi d'aggravation.

Plusieurs enfants nous étaient apportés après avoir été traités souvent d'une façon déplorable, débilités par les sangsues, couverts de vésicatoires, et atteints de diarrhée due à l'emploi de vomitifs trop répétés. Dans ces cas, la trachéotomie était pratiquée immédiatement.

Dans le *troisième degré de l'asphyxie*, la mort est imminente, soit qu'elle survienne progressivement, soit par le fait d'un accès de suffocation.

C'est dans ces derniers cas que la trachéotomie rend soudainement la vie à des malades qui avaient déjà un pied dans la tombe, suivant la magnifique expression de Fabrice d'Aquapendente. Parmi les enfants opérés dans cet état, un petit nombre ont guéri, ceux-là seulement opérés à la suite d'un accès de suffocation. Tous ceux chez lesquels l'asphyxie avait marché d'une façon lente mais progressive, ont succombé. C'est à cette forme du croup qu'on a donné le nom de *croup infectieux*.

Laissons maintenant parler nos chiffres.

Sur 164 croups trachéotomisés soumis à notre examen :

94 furent opérés au troisième degré de l'asphyxie ;
74 — au deuxième —

Sur les 94 enfants opérés au troisième degré, 15 guérirent;

Tandis que sur les 74 opérés au deuxième degré, 25 guérirent.

Différence énorme.

La thèse de M. Millard donne la même proportion. Sur 23 enfants opérés à la deuxième période, ce qui correspond à peu près à notre second degré d'asphyxie, 13 ont survécu, c'est-à-dire plus de la moitié. Au contraire, sur les 31 trachéotomies faites à la troisième période, 8 seulement, c'est-à-dire le quart, ont été suivies de guérison.

Il faut donc opérer de bonne heure, car en laissant l'asphyxie se prolonger, les organes pulmonaires, le cerveau se congestionnent, et alors la réaction est bien plus dangereuse. C'est ainsi que chez les enfants opérés à la troisième période, les opérations sont bien plus difficiles. Les veines du cou tuméfiées et gonflées de sang, donnent très souvent des hémorrhagies gênantes, puis on observe assez fréquemment des convulsions causées par la gêne de la circulation cérébrale due au défaut d'hématose, et enfin un dernier symptôme auquel nous n'attachons pas toute l'importance que certains médecins ont voulu y attribuer, nous voulons parler de l'anesthésie.

Plus la période d'asphyxie qui a précédé l'opération a été courte, moins la réaction est dangereuse; car les forces de l'enfant, si précieuses pour la convalescence, ne sont pas usées.

Ce qui le prouve bien, c'est que ceux de nos petits malades opérés au deuxième degré de l'asphyxie qui n'ont pas survécu, résistèrent cinq, six et dix jours, et même plus après l'opération.

Ceux au contraire qui furent opérés dans un état d'asphyxie très avancé (troisième degré), succombèrent peu de temps après l'opération, le jour même ou le lendemain.

D'un autre côté, *il n'est jamais trop tard pour opérer* tant qu'il n'y a pas positivement mort. La trachéotomie étant la dernière ressource, il faut la tenter, à moins que les phénomènes d'infection générale ne se soient manifestés.

IX. — Influence des formes du croup sur le succès de la trachéotomie.

Le croup n'est plus aujourd'hui aussi simple dans son expression pathologique qu'au commencement de ce siècle; l'extension funeste de la diphthérite a beaucoup modifié sa forme primitive, et chaque variété a son degré de gravité bien accentué, dont il faut tenir compte dans les résultats de la trachéotomie.

Nous admettons cinq formes de croup :

1° Croup simple. C'était la forme la plus commune au siècle dernier et au commencement du xixe siècle ;

2° Croup compliqué d'angine sans infection générale. Cette variété tend à devenir de plus en plus fréquente ; on la retrouve dans la grande majorité des cas actuels;

3° Croup infectieux, diphthéritique ou malin. MM. Bretonneau et Trousseau ont dépeint de main de maître cette forme terrible, qui se montre surtout dans les épidémies et qui paraît commune en Angleterre et en Amérique ;

4° Croup secondaire. Forme presque aussi grave que la précédente et consécutive presque toujours à la rougeole. Les croups secondaires succédant à la scarlatine et la variole sont très rares, du moins à Paris. La scarlatine s'accompagne plutôt d'angine exsudative, sans existence de fausses membranes au larynx ;

5° Croup récidivant. On observe tous les ans dans les hôpitaux quelques cas de récidive du croup, et nous avons vu un enfant qui a subi trois fois la trachéotomie.

1° Le croup simple est relativement bénin. Voici la statistique des croups simples à l'hôpital des Enfants en 1859.

Croups simples 24
Enfants opérés 19
— morts 10
— guéris 9
Enfants non opérés 5
— morts 2
— guéris 3

Total. . . . . 12 guérisons.
Proportion des guérisons : 1 sur 2.

La proportion des guérisons après trachéotomie est de 1 sur 2,1.

Ce résultat doit faire regretter que la trachéotomie n'ait pas été employée à l'époque où le croup était fréquent et non accompagné de ses complications aujourd'hui si funestes.

2° Croup compliqué d'angine sans infection générale.

Nombre de cas. 184
Enfants opérés. 145
— morts 114
— guéris 31
Enfants non opérés 39
— morts 28
— guéris 11

Total. . . . . . 42 guérisons.
Proportion des guérisons : 1 sur 4,3.

La proportion des guérisons après trachéotomie est
de 1 sur 4,6.

Par conséquent, la mortalité après la trachéotomie est
plus que double de celle qu'on observe quand l'opération
est pratiquée sur des enfants atteints de croup simple.

3° Croup infectieux.

Pas une seule guérison.

4° Croup secondaire.

Nombre de cas	7
Enfants opérés	5
— morts	5
Enfants non opérés	2
— morts	2

On connaît néanmoins quelques cas de guérison de
croup secondaire; M. Millard en cite dans sa thèse une
remarquable observation.

5° Croup récidivant :

Nombre de cas	2
Enfant opéré	1
— guéri	1
Enfant non opéré	1
— guéri	1

Il est à noter que les récidives du croup ne sont pas
très dangereuses. Le croup récidivant est ordinairement
simple.

X. — Influence des épidémies sur le succès de la trachéotomie.

Le génie épidémique agit surtout en modifiant l'aspect
symptomatologique du croup; par conséquent il déter-

mine la prédominance de telle ou telle forme de celui-ci.
Il est évident que les épidémies du croup compliqué sont
plus graves que les épidémies du croup simple; et ce que
nous venons de dire relativement à l'influence des formes
de croup sur les succès de la trachéotomie, nous dispense
de nous étendre davantage sur ce sujet.

APPENDICE

Contagion du croup et traitement prophylactique.

Nous ne discuterons pas ici la contagion des affections diphthéritiques, nous croyons la question parfaitement jugée. Trop d'exemples de propagation de cette maladie s'offrent tous les jours à l'observation des médecins pour qu'il soit permis d'hésiter. N'a-t-on pas encore présentes à la mémoire les morts si malheureuses de Blache fils, Valleix et Gillette? Pour notre part, nous qui avons observé un grand nombre d'enfants enlevés à leur famille, victimes de la contagion, et qui avons été témoins des derniers moments de notre vénéré maître Gillette, succombant avec toute la plénitude de son intelligence à une dyspnée atroce, nous ne saurions trop recommander la prudence à l'égard des parents et amis qui soignent les malades.

Si les enfants ne peuvent être éloignés du foyer de la contagion, qu'on les surveille attentivement.

Les affections diphthéritiques prises dès le début et soumises à un traitement approprié perdent beaucoup de leur gravité.

En 1826, M. Bretonneau fut envoyé à l'École militaire de la Flèche pour observer une épidémie d'angine et de croup qui avait déjà fait plusieurs victimes. A son arrivée, il examina toutes les gorges des élèves et répéta cet examen chaque jour; dès qu'il observait la moindre rougeur, il instituait le traitement topique, et grâce à ces prudentes mesures il ne perdit pas un seul malade et arrêta les progrès de l'épidémie.

Tel est le meilleur traitement prophylactique du croup.

Nous devons cependant mentionner ici les idées de M. Ozanam, qui, à deux reprises différentes, 1855 (1) et 1859, a communiqué à l'Académie des sciences ses expériences sur l'action curative et prophylactique du brome contre les affections pseudo-membraneuses.

Quoique ce médecin marche dans une voie qui ne soit pas la nôtre, nous n'avons pas voulu repousser systématiquement ses travaux, laissant à d'autres le soin de contrôler et de vérifier ses assertions.

D'après M. Ozanam, le brome serait le remède spécifique des affections diphthéritiques, angines pseudo-membraneuses, croup, muguet. Les bromures alcalins, et notamment le bromure de potassium, possèdent également ment cette propriété.

La théorie des affections diphthéritiques et la recherche des dissolvants l'ont conduit à ce résultat; en effet, dit ce médecin, les dissolvants des fausses membranes peuvent se diviser en deux classes :

1° Les corps fluidifiants,

2° Les corps désagrégeants.

Les corps fluidifiants déterminent le ramollissement plus ou moins complet de la fausse membrane ; les alcalins ont été décrits comme tels et ils le sont; mais plusieurs acides le sont, même à un degré supérieur, comme l'expérience l'indique pour l'acide chlorhydrique.

Les corps désagrégeants durcissent d'abord la fausse

____

(1) *Bulletin de l'Académie des sciences,* n⁰ˢ 55 et 59.

membrane, puis la rendent friable au point qu'elle se réduit en poussière sous l'influence du moindre contact.

Ce phénomène de désagrégation moléculaire, le brome seul peut le produire. Le bichromate de potasse, il est vrai, durcit légèrement la pseudo-membrane, mais sans la rendre friable. L'iode la durcit et la brunit au point de la faire ressembler à un morceau de cuir tanné, mais elle n'en est que plus ferme. Le brome seul détruit la force coercitive, sépare les éléments; son action se montre même sur les pseudo-membranes d'abord traitées par l'iode, qui perdent alors leur couleur brune et leur ténacité pour redevenir friables.

Action du brome sur les fausses membranes. — Une fausse membrane longue de 1 centimètre de long sur un demi de large, ferme, élastique, fut plongée dans un verre rempli d'eau bromurée, elle y resta douze heures. Au bout de ce temps, elle n'avait point perdu sa couleur nacrée, et tranchait sur la teinte brune du liquide, elle paraissait même plus dure; mais en la touchant avec un bâton de verre, elle tomba tout à coup en poussière extrêmement fine, qui s'écrasait de plus en plus complétement. Au microscope, par un grossissement de 500 diamètres, on trouvait les éléments de la fausse membrane; mais la force coercitive qui organisait ces éléments avait été détruite, en sorte qu'ils étaient complétement dissociés et réduits en un amas de granulations amorphes. Ce phénomène se reproduisit à chaque expérience nouvelle, c'était une désagrégation moléculaire.

Le brome en solution ne rend point la fausse membrane transparente; il n'agit point comme fluidifiant, mais il modifie la force vitale dans son acte organisateur pathogénique, et détermine la désagrégation de la fausse membrane. Le brome doit donc guérir et arrêter les affections pseudo-membraneuses.

Action du bromure de potassium. — Trois plaques diphthéritiques blanches, fermes, nacrées, recueillies sur les amygdales, sont plongées dans une solution concentrée de bromure de potassium. Au bout de douze heures elles sont complétement transparentes, molles et déjà diffluentes, laissant, quand on les soulève, de longs tractus opalins évidemment formés par les éléments fluidifiés de la fausse membrane. Au bout de trois jours, on n'aperçoit plus aucun vestige de la fausse membrane, mais un dépôt blanchâtre, granuleux, qui par le repos gagne le fond du vase, et qui est formé par quelques granulations amorphes encore existantes, par des cristaux de bromure de potassium, et par les filaments nombreux de l'*Oidium albicans*, mucédinée parasite décrite par M. Ch. Robin dans le muguet, retrouvée constamment dans les fausses membranes de l'angine et du croup, et dont les innombrables sporules disséminés dans l'atmosphère à chaque expiration, expliquent la contagion des affections diphthéritiques (1).

Le bromure de potassium possédant le pouvoir fluidifiant de la potasse, et la faculté de désagrégation particulière au brome, doit arrêter et guérir les affections diphthéritiques.

Encouragé par ces résultats, M. Ozanam essaya le brome au lit du malade.

Suivant ce médecin, le meilleur excipient du brome est

______

(1) Bien entendu que nous ne faisons que reproduire ici les assertions de M. Ozanam.

l'eau distillée qui dissout le brome sans le décomposer, sans l'oxyder, du moins à l'abri de la lumière.

Voici la formule :

Eau distillée.	100 grammes.
Bromure de potassium . .	10 centigrammes.
Brome pur.	10 —

L'eau bromée non additionnée de bromure de potassium s'évente facilement à l'air libre. Le brome en effet, par sa volatilité, tend constamment à s'échapper sous forme d'une faible vapeur, le liquide se décolore peu à peu en commençant par les couches supérieures, et si le flacon reste débouché, le brome disparaît complétement au bout de quelques jours.

L'eau bromée doit être administrée avec précaution dans les cas de croup. Il faut toujours commencer par de faibles doses, 1 à 5 gouttes par jour dans un verre d'eau. Si l'estomac tolère le médicament, on peut porter la dose suivant l'âge du malade, jusqu'à 25 et 30 gouttes. Au delà douleurs d'estomac et vomissements.

A l'appui de sa médication, M. Ozanam cite 42 cas, dont 35 guérisons; seulement il ne dit pas s'il a eu affaire à des angines couenneuses ou à des croups.

Quant à la vertu prophylactique du brome, il prétend avoir préservé des familles d'une contagion imminente en faisant prendre aux personnes qui approchaient les malades 3 à 6 gouttes d'eau bromée par jour.

Dans les dortoirs, les hôpitaux et pensionnats, il recommande les fumigations de brome, qui se font très facilement en versant 3 à 4 gouttes de brome pur dans des assiettes remplies d'eau ; ce corps est tellement diffusible qu'immédiatement l'atmosphère est imprégnée de ses vapeurs.

Hering et Franck avaient déjà, du reste, théoriquement indiqué ce médicament.

Aucun médecin, autre que M. Ozanam, n'a expérimenté, à notre connaissance, le bromc dans le traitement des affections diphthéritiques.

TABLE DES MATIÈRES

INTRODUCTION.   v

PREMIÈRE PARTIE. — TRAITEMENT MÉDICAL.   1

I. Médication antiphlogistique. — Saignées. — Sangsues. —
Affusions froides.   1

II. Médication dérivative. — Vésicatoires. — Ventouses sèches.
— Sinapismes. — Lavements purgatifs.   8

III. Médication altérante. — Calomel. — Frictions mercurielles.
Traitement de Miquel. — Inconvénients des préparations mercurielles. — Bicarbonate de soude. — Chlorate de potasse. . .   12

IV. Médication vomitive. — Utilité des vomitifs. — Statistique.
— Ipécacuanha — Tartre stibié. — Sulfate de cuivre. — Sulfure de potasse. — Polygala. — Kermès. — Soufre. — Sternu-
tatoires   20

V. Médication antispasmodique. — Asa fœtida. — Musc et
camphre. — Opium. — Éther. — Belladone. — Aconit et
digitale   36

VI. Médication topique. — Alun. — Tannin. — Borax. — Calomel. — Iode. — Perchlorure de fer. — Nitrate d'argent. —
Acide chlorhydrique. — Cautère actuel. — Inhalations. —
Fumigations. — Efficacité de la médication topique. — In-
convénients des cautérisations.   38

DEUXIÈME PARTIE. — TRAITEMENT CHIRURGICAL.   54

I. Ablation des amygdales.   54

II. Cathétérisme laryngien. — Historique. — Manuel opératoire.
— Indications. — Ses suites. — Statistique.   56

III. Tubage de la glotte.   63

IV. De la trachéotomie. — Historique. — Indications et contre-indications. — Manuel opératoire. — Procédé de M. Trousseau. — Position du malade et des aides. — Position du chirurgien. — Soins préliminaires. — Incision des téguments. — Incision de la trachée. — Introduction du dilatateur et de la canule. — Procédé de M. Chassaignac. — Procédé de M. Maisonneuve. — Soins consécutifs à la trachéotomie. — Régime des opérés. — Accidents de la trachéotomie 65

TROISIÈME PARTIE. — STATISTIQUE DE LA TRACHÉOTOMIE 88

I. Statistique de la trachéotomie à l'hôpital des Enfants malades . 88

II. Statistique de la trachéotomie à l'hôpital Sainte-Eugénie 93

III. Statistique de la trachéotomie à Paris (hors des hôpitaux) et en province 95

IV. Statistique du traitement médical du croup 97

V. Statistique de la trachéotomie chez les animaux 100

VI. Influence de l'âge sur le succès de la trachéotomie 100

VII. Influence des saisons sur le succès de l'opération 102

VIII. Efficacité de la trachéotomie suivant les diverses périodes du croup 104

IX. Influence des formes du croup sur le succès de la trachéotomie 108

X. Influence des épidémies sur le succès de la trachéotomie . . 110

APPENDICE 112

Contagion du croup et traitement prophylactique 112

CATALOGUE DES LIVRES DE FONDS

DE LA LIBRAIRIE

ADRIEN DELAHAYE

Paris, place de l'École-de-Médecine, 23.

NOTA. — On peut se procurer tous les ouvrages qui se trouvent dans ce catalogue, par l'intermédiaire de MM. les Libraires de France et de l'étranger.

ANNUAIRE GÉNÉRAL

DES SCIENCES MÉDICALES,

Par le docteur CAVASSE.

Ancien interne des hôpitaux de Paris, médecin adjoint des prisons de la Seine, etc.

Les trois premiers volumes (années 1857, 1858 et 1859) sont en vente.
L'année 1860 (4ᵉ volume) est sous presse.

Prix des années 1857 et 1858, 5 francs.
— de l'année 1859,   5 fr. 50 c.

Chaque volume forme de 500 à 600 pages.

ALLARD, médecin-inspecteur des eaux minérales de Royat et de Saint-Mart, professeur suppléant à l'école de médecine de Clermont, etc. De la thérapeutique hydrominérale des maladies constitutionnelles, et en particulier des affections tégumentaires externes. In-8 de 74 pag. Paris, 1860 . . . . 2 fr.

ALLARD. Précis sur les eaux thermales chloro-bicarbonatées mixtes ferrugineuses arsenicales de Royat (Puy-de-Dôme), suivi du Guide indicateur. In-8 de 96 pages. Paris, 1861 . . . . 1 fr.

ALLARD. Essai sur l'arthritis des viscères, et en particulier des organes respiratoires, et sur son traitement par les eaux minérales. In-8 de 30 pages. Paris, 1861 . . . . 1 fr.

ALMAGRO, docteur en médecine, ancien interne des hôpitaux de Paris. Étude clinique et anatomo-pathologique sur la persistance du canal artériel. Mémoire accompagné de 3 planches dont une coloriée, Paris, 1862 . . . . 3 fr. 50 c.

AUBÉ (Ch.), docteur en médecine de la Faculté de Paris. De l'accouchement prématuré artificiel. In-4 de 90 pages. Paris, 1859..... 2 fr.

AUBURTIN, docteur en médecine, ancien chef de clinique de la Faculté de médecine de Paris. Recherches cliniques sur les maladies du cœur, d'après les leçons de M. le professeur BOUILLAUD, précédées de considérations de philosophie médicale sur le vitalisme, l'organicisme et la nomenclature médicale, par le professeur BOUILLAUD, membre de l'Académie de médecine, etc. 1 vol. in-8 de 458 pages............... 3 fr. 50 c.

AUBURTIN. Recherches cliniques sur le rhumatisme articulaire aigu. 1 vol. in-8. Paris, 1860........................... 3 fr. 50 c.

BAUCHET, chirurgien des hôpitaux de Paris. Anatomie pathologique des kystes de l'ovaire, et de ses conséquences pour le diagnostic et le traitement de ces affections. Paris, 1859, in-4 de 152 pag. 3 fr. 50 c.

BAUCHET, chirurgien des hôpitaux de Paris. Du panaris et des inflammations de la main. Paris, 1859, 1 vol. in-8, 2ᵉ éd., rev. et aug. 3 fr. 50 c.

BAUCHET, chirurgien des hôpitaux de Paris, etc. Des lésions traumatiques de l'encéphale. Paris, 1860, in-8 de 200 pages....... 3 fr.

BAUDOT (Edmond), docteur en médecine. Examen critique de l'incubation appliquée à la thérapeutique. Paris, 1858, grand in-8. 1 fr. 25 c.

BAUDOT (Émile), docteur en médecine de la Faculté de Paris, etc. Des doctrines médicales professées à l'hôpital Saint-Louis en 1861. In 4 de 102 pages. Paris, 1862........................... 2 fr.

BARBASTE. De l'état des forces dans les maladies, et des indications qui s'y rapportent. Paris, 1857, 1 vol. in-8 de 170 pages...... 2 fr.

BAYLE. Encyclopédie des sciences médicales, publiée sous la direction de M. BAYLE. 40 vol. in-8, avec une table générale de la collection. 70 fr.

BAZIN, médecin de l'hôpital Saint-Louis, etc. Leçons sur la scrofule, considérée en elle-même et dans ses rapports avec la syphilis, la dartre et l'arthritis. 1 vol. in-8, deuxième édition, revue et considérablement augmentée. Paris, 1861........................... 7 fr. 50 c.

BAZIN. Leçons théoriques et cliniques sur les affections cutanées parasitaires, professées à l'hôpital Saint-Louis, rédigées et publiées par A. POUQUET, interne des hôpitaux, revues et approuvées par le professeur. 2ᵉ édition, revue et augmentée. 1 vol. orné de 5 planches sur acier. *Sous presse.*

BAZIN. Leçons théoriques et cliniques sur les syphilides, considérées en elles-mêmes et dans leurs rapports avec les éruptions dartreuses, scrofuleuses et parasitaires, professées à l'hôpital Saint-Louis par le docteur BAZIN, recueillies et publiées par Louis FOURNIER, interne de l'hôpital Saint-Louis, revues et approuvées par le professeur. 1859, 1 vol. in-8. 4 fr.

BAZIN. Leçons théoriques et cliniques sur les affections cutanées de nature arthritique et dartreuse, considérées en elles-mêmes et dans leurs rapports avec les éruptions scrofuleuses, parasitaires et syphilitiques, professées à l'hôpital Saint-Louis par le docteur BAZIN, rédigées et publiées par L. SERGENT, interne des hôpitaux, revues et approuvées par le professeur. 1860, 1 vol. in-8...................... 5 fr.

BAZIN. Leçons théoriques et cliniques sur les affections cutanées artificielles et sur la lèpre, les diathèses, le purpura, les difformités de la peau, etc., professées à l'hôpital Saint-Louis par le docteur BAZIN, recueillies et publiées par M. le docteur Guérard, ancien interne de l'hôpital Saint-Louis, revues et approuvées par le professeur. Paris, 1862, 1 vol. in-8.. 6 fr.

BAZIN. Leçons sur les affections génériques de la peau, professées à l'hôpital Saint-Louis par le docteur BAZIN, recueillies et publiées par M. le docteur BAUDOT (Émile), ancien interne, lauréat des hôpitaux, etc., revues et approuvées par le professeur. Paris, 1862. 1 vol. in-8. 5 fr.

BECQUEREL (Alfred). Recherches cliniques sur la méningite des enfants. In-8 de 128 pages. Paris, 1838..................... 1 fr.

BECQUEREL. De la métrite folliculeuse ou granuleuse hémorrhagique, ou des fongosités utérines, d'après les leçons professées à l'hôpital de la Pitié. In-8 de 15 pages. Paris, 1860.................... 50 c.

BECQUEREL. Histoire d'un cas de morve aiguë chez l'homme, recueillie dans le service de M. le professeur ANDRAL. Paris, in-8 de 18 pages. 50 c.

BECQUEREL. Recherches anatomico-pathologiques sur la cirrhose du foie. Paris, 1840, in-8 de 60 pages................. 1 fr. 50 c.

BECQUEREL. Pneumonie des enfants. De l'influence des émissions sanguines et des vésicatoires appliqués sur la poitrine dans la pneumonie simple ou compliquée des enfants âgés de deux à quinze ans. Paris, 1859, in-8 de 39 pages.. 1 fr.

BECQUEREL. Relation d'une épidémie d'affections pseudo-membraneuses et gangréneuses qui a régné à l'hôpital des Enfants malades de Paris pendant le cours de l'année 1854. Paris, in-8 de 61 pag. 1 fr. 50 c.

BECQUEREL. Traité théorique et pratique des maladies des enfants, spécialement considérées depuis la première dentition jusqu'à l'âge de puberté (2 à 15 ans). Paris, 1842, 1 vol. in-8 de 172 pages... 2 fr.

BECQUEREL. Traité du bégayement et des moyens de le guérir, ouvrage contenant l'exposé de la méthode découverte par M. Jourdant pour guérir ce vice de la parole. Paris, 1843, 1 vol. in-8 de 139 pages. 2 fr.

BECQUEREL. De l'empirisme en médecine. Thèse. Paris, 1844, 1 vol. in-8 de 82 pages...................................... 2 fr.

BECQUEREL. Recherches sur la composition du sang dans l'état de santé et dans l'état de maladie, par BECQUEREL et RODIER. Paris, 1843, 1 vol. in-8 de 128 pages.................................... 2 fr.

BECQUEREL et RODIER. De la composition du sang dans le scorbut. Paris, 1847, in-8 de 12 pages.............................. 50 c.

BECQUEREL. Note relative à quelques analyses du sang des vomissements et des évacuations alvines et des urines des cholériques. Paris, 1849, in-8 de 16 pages.................................... 50 c.

BECQUEREL. De la chlorose et de l'anémie. Bruxelles, 1847, in-4 de 60 pages.. 2 fr.

BECQUEREL. Recherches physiologiques et pathologiques sur l'albumine du sang et des divers liquides organiques. Paris, 1850, in-8 de 38 pages.. 1 fr.

BECQUEREL. De l'anémie par diminution de proportion de l'albumine du sang et des hydropisies qui en sont la conséquence. Paris, 1850, in-8 de 18 pages... 50 c.

BECQUEREL. Nouvelles recherches d'hématologie, lues à l'Académie des sciences. Paris, 1852, in-8 de 54 pages............. 1 fr. 50 c.

BECQUEREL et VERNOIS. Du lait chez la femme dans l'état de santé et dans l'état de maladie. Paris, 1853, 1 vol. in-8 de 198 pages.. 3 fr.

BECQUEREL. Recherches sur les conferves des eaux thermales de Néris. Paris, 1855, in-8 de 44 pages...................... 1 fr.

BECQUEREL. Recherches sur la nature des lésions élémentaires des reins dans le groupe d'affections comprises sous le terme générique de *maladie de Bright.* Paris, 1855, in-8 de 31 pages....... 1 fr. 25 c.

BECQUEREL. De l'albuminurie et de la maladie de Bright, mémoire présenté à l'Académie impériale de médecine. Paris, 1856, in-8 de 44 pages....................................... 1 fr.

BECQUEREL. Des applications de l'électricité à la pathologie. Leçons faites à l'hôpital de la Pitié. Paris, 1856, in-8 de 52 pages. 1 fr. 50 c.

BECQUEREL. De l'état puerpéral, résumé d'une série de leçons cliniques faites à l'hôpital de la Pitié. Paris, 1857, in-8 de 43 pages. 1 fr. 25 c.

BECQUEREL. Analyse du lait des principaux types de vaches, chèvres, brebis, bufflesse présentés au concours agricole universel de 1859. In-8 de 35 pages...................................... 75 c.

BECQUEREL. Recherches sur les causes des phlegmasies chroniques de l'utérus, la nature de l'état général morbide qui les accompagne et le traitement qui leur convient. Paris, 1859, in-8 de 36 pages.. 75 c.

BECQUEREL. Des eaux d'Ems. Études sur les propriétés physiques, chimiques et thérapeutiques de ces eaux. Paris, 1859, in-8 de 45 pag. 1 fr.

BRACHET, professeur de pathologie générale, membre de l'Académie impériale de médecine, chevalier de la Légion d'honneur, etc. **Traité complet de l'hypochondrie.** 1844, 1 vol. in-8 de 739 pages. 3 fr. 50 c.
> Ouvrage couronné par l'Académie de médecine de Paris.

BRACHET. **Traité de l'hystérie.** 1847, 1 vol. in-8 de 516 p. 3 fr. 50 c.
> Ouvrage couronné par l'Académie de médecine de Paris.

BRACHET. **Traité pratique des convulsions dans l'enfance.** 1837, deuxième édition revue et augmentée. 1 vol. in-8 de 460 pag. 3 fr. 50 c.
> Ouvrage couronné par le Cercle médical de Paris.

BRACHET. **Traité pratique de la colique de plomb.** 1850, 1 vol. in-8 de 295 pages.................................... 1 fr. 50 c.
> Ouvrage couronné par l'Académie des sciences de Toulouse.

BRACHET. **Études physiologiques sur la théorie de l'inflammation.** 1851, 1 vol. grand in-8 de 68 pages................. 1 fr. 50 c.

BRACHET. **Physiologie élémentaire de l'homme,** deuxième édition, revue et considérablement augmentée. Paris, 1855, 2 vol. in-8.... 5 fr.

BROCA (Paul), professeur agrégé à la Faculté de médecine de Paris, chirurgien des hôpitaux, etc. **Études sur les animaux ressuscitants.** Paris, 1860, in-8 avec figures gravées..................... 3 fr.

CAMPANA, docteur en médecine, ancien interne des hôpitaux de Paris. **Considérations nouvelles sur l'origine de l'hypertrophie** et de la dilatation du cœur. Paris, 1861, in-4 de 78 pages...... 1 fr. 50 c.

CHARCOT, médecin des hôpitaux de Paris, professeur agrégé, etc. **De la pneumonie chronique.** In-8 de 67 pages et une planche gravée sur acier. Paris, 1860.. 2 fr.

COMMENGE, médecin du bureau de bienfaisance du 4ᵉ arrondissement, etc. **Recherches faites à Saint-Lazare sur la vaccination et la revaccination.** Mémoire adressé à l'Académie de médecine et honoré d'une médaille d'argent. In-8 de 30 pages. Paris, 1862.............. 75 c.

COLOMBEL, docteur en médecine, ancien interne des hôpitaux de Paris. **Recherches sur l'arthrite sèche.** Mémoire in-4 de 120 pages. Paris, 1862.. 2 fr.

CORNARO. **L'art de vivre longtemps et en bonne santé**, traduit de l'italien de L. Cornaro, sur l'édition de 1646, par le docteur J. Ratézon, médecin-inspecteur des eaux de Vittel. Paris, 1861, in-8 de 44 p.   1 fr.

CULLERIER, chirurgien de l'hôpital du Midi, etc. **Des affections blennorrhagiques**, Leçons cliniques, professées à l'hôpital du Midi, recueillies et publiées par le docteur Royer, ancien interne de l'hôpital du Midi, suivies d'un mémorial thérapeutique, revues et approuvées par le professeur. Paris, 1861, 1 vol. in-8 de 248 pages............   4 fr.

DEHOUX, docteur en médecine. **Du mouvement organique et de la synthèse animale.** Paris, 1861, in-8 de 132 pages.....   2 fr. 50 c.

DELEAU, médecin en chef de la Roquette. **Traité pratique sur les applications du perchlorure de fer en médecine.** Paris, 1860, 1 vol. in-8 de 272 pages.......................................   4 fr.

DELERY. Précis historique de la fièvre jaune, épidémie de 1858. 1 vol. in-8 de 160 pages, 1859..........................   2 fr. 50 c.

DEPAUL , professeur agrégé à la Faculté de médecine de Paris, chirurgien de l'hôpital des Enfants assistés, etc. **De l'opération césarienne.** Paris, 1861, in-8 de 50 pages.............................   1 fr. 50 c.

DESPRÉS, docteur en médecine, ancien interne des hôpitaux de Paris. **Traité de l'érysipèle.** *Sous presse.*

DOLBEAU , prosecteur de la Faculté de médecine de Paris, chirurgien des hôpitaux. **Mémoire sur une variété de tumeur sanguine,** ou grenouillette sanguine. 1857, in-8 ....   1 fr.

DOLBEAU. De l'emphysème traumatique. 1860, in-8...........   2 fr.

DOLBEAU. De l'épispadias, ou fissure uréthrale supérieure, et de son traitement. Paris, 1861, in-4 de 55 pages et 4 planches représentant douze sujets.................................   7 fr. 50 c.

DRASCH, docteur en médecine de la Faculté de Vienne. **Maladies du foie et de la rate,** d'après les observations faites dans les pays riverains du bas Danube. 1860, in-8 de 62 pages.............   1 fr. 50 c.

DUCHESNE, docteur en médecine, membre du conseil d'hygiène et de salubrité publique de la ville de Paris, etc. **De la prostitution dans la ville d'Alger depuis la conquête.** 1853, 1 vol. in-8.........   2 fr.

DURIAU, chef de clinique de la Faculté de médecine de Paris. **Parallèle du typhus et de la fièvre typhoïde.** 1855, in-8 de 55 pages. 1 fr. 25 c.

DURIAU et Maximin LEGRAND. De la péliose rhumatismale, ou érythème noueux rhumatismal. 1858, in-8 ....   50 c

DURIAU. Étude clinique sur l'apoplexie de la moelle épinière et sur les paralysies des extrémités inférieures. 1859, grand in-8 de 24 pages .... 75 c.

Essai critique et théorique de philosophie médicale, par S. P. 1 vol. in-8. Paris, 1862 .... 7 fr. 50 c.

FABRE, docteur en médecine de la Faculté de Paris. Des moyens de progrès en thérapeutique. Paris, 1861, gr. in-8 de 306 p. 3 fr. 50 c.

FAUVEL, interne en chirurgie à l'hôpital de la Charité. La vraie vérité sur M. Vriès, dit le Docteur noir. 1859, grand in-8 de 64 pages, deuxième édition .... 75 c.

FAUVEL, docteur en médecine de la Faculté de Paris. Du laryngoscope au point de vue pratique. Paris. 1861, in-4 de 54 p. et 3 pl. 2 fr. 50 c.

FISCHER, interne des hôpitaux de Paris. De la myosite, mémoire couronné par la Société impériale de médecine de Bordeaux, 1859, in-8 de 41 pages .... 1 fr.

FISCHER. De l'exophthalmos cachectique. 1859, in-8 de 48 p. 1 fr. 25 c.

FOUCHER, professeur agrégé à la Faculté de médecine de Paris, chirurgien des hôpitaux. Mémoire sur les kystes de la région poplitée. in-8 .... 1 fr. 25 c.

FOUCHER. Études sur les veines du cou et de la tête. Grand in-8. 1 fr.

FOUCHER. Des déformations de la pupille, de leurs diverses causes et de leur valeur symptomatique. In-8 .... 75 c.

FOUCHER. Sur les corps étrangers introduits dans l'urèthre et dans la vessie. In-8, fig., 20 pages .... 50 c.

FOUCHER, chirurgien des hôpitaux de Paris, professeur agrégé à la Faculté de Paris, etc. Traité de diagnostic des maladies chirurgicales. 1 vol. in-8. (Sous presse.)

FOURCY (Eugène de), ingénieur en chef du corps des mines. Vade-mecum des herborisations parisiennes, conduisant par la méthode dichotomique aux noms d'ordre, de genre et d'espèce de toutes les plantes spontanées ou cultivées en grand dans un rayon de 30 lieues autour de Paris. Paris, 1859, 1 vol. in-18 de 330 pages .... 4 fr. 50 c.

FOURNIER (Alfred), interne des hôpitaux de Paris. Recherches sur la contagion du chancre. Paris, 1857, in-8 de 110 pages .... 2 fr.

FOURNIER. Études sur le chancre céphalique, 1858, br. in-8. 1 fr. 25 c.

GENDRIN. De l'influence des âges dans les maladies. In-8 de 108 pages .... 1 fr. 50 c.

GENDRIN. Lettres à M. Ducoux sur les eaux minérales. Broch... 50 c.

GENDRIN. Mémoire sur le diagnostic des anévrysmes des grosses artères. In-8 de 70 pages.......................... 1 fr. 25 c.

GIACOMINI. Traité philosophique et expérimental de matière médicale et de thérapeutique, traduit de l'italien par les docteurs Major et Rognetta. 1 vol. in-8 de 502 pages.................... 6 fr.

GRAVES. Leçons de clinique médicale, précédées d'une introduction de M. le professeur Trousseau, ouvrage traduit et annoté par le docteur Jaccoud, interne des hôpitaux de Paris, médaille d'or. Paris, 1862, 2 forts vol. in-8............................... 20 fr.

GRIESINGER. Pathologie et thérapeutique des maladies mentales, précédées d'une classification des maladies mentales, d'une étude sur la paralysie générale et des notes intercurrentes par M. le docteur Baillarger, médecin de la Salpêtrière, ouvrage traduit par le docteur Doumic. 1 fort vol. in-8. *Sous presse.*

GROS (Léon), ancien médecin en chef de l'hôpital de Sainte-Marie-aux-Mines, et **LANCEREAUX**, interne des hôpitaux de Paris. **Des affections nerveuses syphilitiques.** Paris, 1861, 1 vol. in-8............ 7 fr.
Ouvrage couronné par l'Académie impériale de médecine de Paris.

GUENEAU DE MUSSY (Noël), médecin de l'hôpital de la Pitié, professeur agrégé à la Faculté de médecine de Paris, etc. **Causes et traitement de la tuberculisation pulmonaire,** leçons professées à l'Hôtel-Dieu en 1859, recueillies et publiées par le docteur Wieland, ancien interne des hôpitaux de Paris, revues et approuvées par le professeur. Paris, 1860, in-8. 3 fr.

GUÉPIN, docteur en médecine, ancien chef de clinique de M. le docteur Desmarres. **Des kystes de l'iris,** in-4 de 40 pages et 2 figures. Paris, 1860... 1 fr. 50 c.

GUYON (F.), docteur en médecine, etc. **Études sur les cavités de l'utérus dans l'état de vacuité,** depuis la naissance jusque dans la vieillesse. 1858, in-4 avec 2 planches............................... 2 fr.

GUYON. Des tumeurs fibreuses de l'utérus. 1860, in-8 de 139 pages et 1 planche.. 2 fr. 50 c.

HARDY, médecin de l'hôpital Saint-Louis, professeur agrégé à la Faculté de médecine de Paris, etc. **Leçons sur les maladies de la peau,** dartres, scrofulides, syphilides, rédigées et publiées par le docteur Moysant, ancien interne des hôpitaux de Paris, revues et approuvées par le professeur. 2ᵉ édition, revue et corrigée. Paris, 1860, 1 vol. in-8. 3 fr. 50 c.

HARDY. Leçons sur les maladies de la peau, taches, difformités, maladies accidentelles, parasitaires, rédigées et publiées par M. Garnier, interne des hôpitaux de Paris, revues et approuvées par le professeur. 1859, 1 vol. in-8. 2ᵉ et dernière partie.. .... 4 fr.

HUZAR (Eugène). Recherches sur les bruits de souffle dans les maladies du cœur, travail présenté à l'Académie. Broch. in-8 de 30 pag., 1860. 75 c.

JACCOUD, docteur en médecine. Des conditions pathogéniques de l'albuminurie. 1 vol. grand in-8 de 160 pages. Paris, 1860..... 3 fr.

JODIN, médecin du 9e bureau de bienfaisance de Paris. De la nature et du traitement du croup et des angines couenneuses, étude clinique et microscopique, etc. Paris, 1859, in-8 de 39 pages..... 1 fr. 25 c.

JOLICLERE, docteur en médecine. De l'adénite syphilitique, du diagnostic et du traitement. Brochure in-18, avec une planche coloriée. Paris, 1862.. 1 fr. 50 c.

JORDAO, docteur en médecine. Considérations sur un cas de diabète. 1857, in-4 de 86 pages et 2 planches................ 1 fr. 50 c.

LANCEREAUX, docteur en médecine. ancien interne des hôpitaux de Paris. De la thrombose et de l'embolie cérébrale considérées principalement dans leurs rapports avec le ramollissement du cerveau. Mémoire in-4° de 138 pages et tableaux. Paris, 1862..................... 3 fr.

LANGLEBERT (Edm.). Nouvelle doctrine syphilographique. — Du chancre produit par la contagion des accidents secondaires de la syphilis, suivi d'une nouvelle étude sur les moyens préservatifs des maladies vénériennes. 2e édition, revue et augmentée du rapport de M. Cullerier à la Société de chirurgie. In-8. Paris, 1862............ 2 fr. 50 c.

LETENNEUR, professeur à l'École de médecine de Nantes, chirurgien de l'Hôtel-Dieu, membre correspondant de la Société de chirurgie de Paris. De l'opération césarienne après la mort. Nantes, 1861. in-8 de 59 pages... 1 fr. 50 c.

LEVEN. Parallèle entre l'idiotie et le crétinisme. Paris, 1861, in-8 de 42 pages... 1 fr. 25 c.

LIÉGEOIS, professeur agrégé à la Faculté de médecine de Paris. Anatomie et physiologie des glandes vasculaires sanguines. Paris, 1860, grand in-8 avec 2 planches.................................... 3 fr. 50 c.

LUTZ, professeur à l'École de pharmacie, pharmacien en chef de l'hôpital Saint-Louis. Du rôle de l'eau dans les phénomènes chimiques. 1860, in-8 de 70 pages...................................... 2 fr.

MALGAIGNE. Mémoire sur la détermination des diverses espèces de luxations de la rotule, leurs signes et leur traitement. Paris, in-8 de 72 pages.. 2 fr.

MALGAIGNE, professeur de médecine opératoire à la Faculté de médecine de Paris. Leçons d'orthopédie, recueillies par MM. Guyon et Panas, prosecteurs de la Faculté de médecine de Paris, revues et approuvées par le professeur. 1 vol. in-8 accompagné de 5 planches dessinées par M. Léveillé. Paris, 1862.............................. 6 fr, 50 c.

Cet ouvrage renferme les chapitres suivants : Déviation des doigts par paralysie. — Déviation des doigts par rétraction musculaire. — Déviation des doigts par brûlure. — Déviation du poignet. — Des roideurs articulaires du coude. — Traitement des roideurs articulaires de l'épaule. — Déviation des orteils par brides fibreuses, brûlures. — Pieds cambrés. — Du pied-bot. — Roideur articulaire du pied. — Déviations dangereuses.— Des genoux cagneux. — De l'ankylose complète des genoux. — Roideur articulaire simple des genoux.—Des luxations pathologiques des genoux.— Déviations de la hanche, suite de coxalgie. — Luxations congénitales de la hanche. — Déviation du cou et de la tête. — Torticolis. — Déviation de la taille, etc.

MALGAIGNE. Études statistiques sur les luxations. Paris, 1841, in-8 de 32 pages.. 1 fr.

MALGAIGNE. Études statistiques sur le résultat des grandes opérations dans les hôpitaux de Paris. 1842, in-8 de 16 pages.......... 75 c.

MALGAIGNE. Études sur l'anatomie et la physiologie d'Homère. Paris, 1842, in-8 de 30 pages............................... 1 fr.

MALGAIGNE. Mémoire sur un prolapsus particulier du rectum dans le vagin et à travers la vulve, ou rectocèle vaginal. Paris, 1838, in-4 de 27 pages..................................... 1 fr.

MALGAIGNE. Recherches sur les fractures des cartilages sterno-costaux et sur leur traitement. Paris, 1841, in-8 de 12 pages. 50 c.

MALGAIGNE. Mémoire sur la valeur réelle de l'orthopédie, et spécialement sur la myotomie rachidienne dans le traitement des déviations latérales de l'épine. Paris, 1845, in-8 de 30 pages........... 1 fr.

MARCHAND, docteur en médecine de la Faculté de Paris. Du croton tiglium, recherches botaniques et thérapeutiques. Paris, 1861, in-4 de 94 pages et 2 planches.................................. 3 fr. 50 c.

MATTEI, docteur en médecine, professeur particulier d'accouchements. Études sur la nature et le traitement des fièvres puerpérales, des résorptions purulentes et des résorptions putrides. 1858, in-8 de 51 pages.. 1 fr. 25 c.

MATTEI. Des ruptures dans le travail de l'accouchement et de leur traitement. Paris, 1860, in-8 de 92 pages............ 2 fr. 50 c.

MATTEI. Des divers modes de terminaison des grossesses extra-utérines anciennes et de leur traitement, travail établi sur le résultat de cent observations dont une décrite en détail, in-8 de 21 pages. Paris, 1860.................................. 75 c.

MATTEI. Clinique obstétricale, ou Recueil d'observations et statistiques. Paris, 1862. Les trois premières livraisons sont en vente. Prix de chaque.. 4 fr.

MERCIER, docteur en médecine de la Faculté de Paris, etc. La fièvre jaune, sa manière d'être à l'égard des étrangers à la Nouvelle-Orléans et dans les campagnes; quelques mots sur son passé et son avenir en Europe. 1860, broch. in-8.................................... 75 c.

MOITESSIER, professeur agrégé à la Faculté de médecine de Montpellier. De l'urine, thèse de concours pour l'agrégation. 1856, in-4.... 2 fr.

MOITESSIER. Études chimiques des eaux minérales de Lamalou (Hérault). Montpellier, 1861, in-8 de 130 pages et 2 planch. 3 fr. 50 c.

MOITESSIER. Sur la composition des péridots normaux et altérés du Puy-de-Dôme. Montpellier, 1861, in-8 de 16 pages........... 50 c.

MORDRET, lauréat de l'Académie de médecine de Paris, etc. Traité pratique des affections nerveuses et chloro-anémiques, considérées dans les rapports qu'elles ont entre elles. Paris, 1861, 1 v. in-8 de 496 p. 6 fr.
Ouvrage qui a obtenu un prix de l'Académie impériale de médecine de Paris.

MOURA-BOUROUILLOU, docteur en médecine de la Faculté de Paris. Cours complet de laryngoscopie, suivi des applications du laryngoscope à l'étude des phénomènes de la phonation et de la déglutition. Paris, 1861, 1 vol. in-8 de 100 pag. avec grav. explicatives. 2 fr. 50 c.

NÉLATON (Eugène), prosecteur de la Faculté de médecine de Paris. Mémoire sur une nouvelle espèce de tumeurs bénignes des os, ou tumeurs à myéloplaxes. 1 vol. gr. in-8 de 373 pag. et 3 pl. col., 1860. 6 fr. 50 c.

NIEMEYER, professeur de pathologie et de clinique médicale à l'Université de Tübingen. De la leucémie et de la mélanémie, traduit de l'allemand par le docteur HYAR KUBORN, professeur d'hygiène spéciale à l'école industrielle de Seraing. Paris, 1862, in-8 de 53 pages...... 1 fr. 50 c.

NONAT, médecin de la Charité, agrégé de la Faculté de Paris, chevalier de la Légion d'honneur, etc. Traité pratique des maladies de l'utérus et de ses annexes. Paris, 1860, 1 fort vol. in-8 de 900 pages avec figures dans le texte.. 12 fr.

NONAT. Traité des dyspepsies, ou étude pratique de ces affections, basée sur les données de la physiologie expérimentale et de l'observation clinique. 1 vol. in-8 de 230 pages. Paris, 1862............. 3 fr. 50 c.

NONAT. Traité de la chlorose. *Sous presse.*

OLLIER, docteur en médecine, ancien interne des hôpitaux de Lyon. De la production artificielle des os au moyen de la transformation du périoste et des greffes osseuses. 1859, in-8 de 20 pages........ 75 c.
Mémoire lu à la Société de biologie.

PARROT, professeur agrégé à la Faculté de médecine de Paris, etc. De la mort apparente. Paris, 1860; in-8 de 80 pages.............. 2 fr.

PATÉZON. Études cliniques sur les maladies traitées aux eaux minérales de Vittel (Vosges), par le docteur PATÉZON, médecin inspecteur, etc. Paris, 1862. 1 vol. in-12......................... 1 fr. 50 c.

PÉAN, docteur en médecine, ancien interne-lauréat des hôpitaux de Paris, etc. De la scapulalgie et de la résection scapulo-humérale, envisagée au point de vue du traitement de la scapulalgie. Paris, 1860, in-8 de 92 pages et 20 dessins intercalés dans le texte.......... 3 fr. 50 c.

PICARD, docteur en médecine, ancien interne des hôpitaux de Paris, etc. Des inflexions de l'utérus à l'état de vacuité. 1 vol. in-8 de 200 pages avec figures dans le texte. Paris, 1862.............. 3 fr. 50 c.

PIORRY, médecin de l'hôpital de la Charité. Leçons cliniques sur la scrofule, recueillies par F. DURIAU. 1857, in-8.............. 50 c.

POTAIN, médecin des hôpitaux de Paris, professeur agrégé à la Faculté de médecine. Des lésions des ganglions lymphatiques viscéraux. In-8, Paris, 1860................................... 2 fr.

REGNIER (Raoul), docteur en médecine, Maladies de croissance, gr. in-8. Paris, 1860 .... 2 fr.

RICORD, chirurgien de l'hôpital du Midi, membre de l'Académie de médecine, etc. Leçons sur le chancre, professées à l'hôpital du Midi, recueillies et publiées par le docteur A. FOURNIER, ancien interne de l'hôpital du Midi ; suivies de notes et pièces justificatives et d'un formulaire spécial. Deuxième édition, revue et augmentée. Paris, 1860, 1 vol. in-8 de 549 pages.................................. 7 fr.

ROCHARD, médecin adjoint de la prison des Madelonnettes, etc. Traité des maladies de la peau. Paris, 1860, 1 vol. in-8............... 6 fr.

ROUYER, docteur en médecine. Études médicales sur l'ancienne Rome. Les bains publics de Rome, les Magiciennes, les Philtres, etc.; l'Avortement, les Eunuques, l'Infibulation, la Cosmétique, les Parfums, etc. Paris, 1859, 1 vol. in-8....................... 3 fr. 50 c.

ROUYER. Des tumeurs de la région palatine formées par l'hypertrophie des glandes salivaires, in-8 de 24 pages................... 1 fr.

ROUYER. Du traitement des kystes de l'ovaire par les injections iodées, in-8...................................... 1 fr.

ROUYER. Études cliniques sur les fongosités de la muqueuse utérine et sur leur traitement par l'abrasion et la cautérisation. 1858, br. in-4 de 50 pages .... 1 fr. 50 c.

ROYET, docteur en médecine, ancien interne des hôpitaux de Paris, etc. Considérations sur quelques tumeurs abdominales, grand in-8 de 86 pages. Paris, 1861.. 1 fr. 50 c.

SALVA, docteur en médecine de la Faculté de Paris. Du gaz acide carbonique comme analgésique et cicatrisation des plaies. In-8 de 42 pages. Paris, 1860............................. 1 fr. 25 c.

SALES-GIRONS. Traitement des angines diphthéritiques et du croup, par la respiration des liquides pulvérisés. In-8 de 32 pages. Paris, 1861.
1 fr. 25 c.

SCHNEIDER, docteur en médecine, médecin de l'hospice de Thionville. Préparation à l'exercice de la médecine. Ouvrage destiné spécialement à initier les jeunes médecins aux réalités de la carrière. 1 vol. in-12 de 216 pages. Paris, 1861.. 2 fr.

SUCQUET (J.-P.), docteur en médecine de la Faculté de Paris, lauréat de l'Académie des sciences, chevalier de la légion d'honneur. Anatomie et physiologie. Circulation du sang. D'une circulation dérivative dans les membres et dans la tête chez l'homme. Mémoire approuvé par l'Académie impériale de médecine. Séance du 18 juin 1861. In-8 et atlas de six planches in-folio dessinées d'après nature, par Lackerbauer. Paris, 1862.. 8 fr.

SUCQUET. De la conservation des traits du visage dans l'embaumement. In-8. Paris, 1862............................. 1 fr. 50 c.

TRÉLAT, médecin de la Salpêtrière, etc. La folie lucide, considérée au point de vue de la famille et de la société, 1 vol. in-8. Paris, 1861.. 6 fr.

Principaux chapitres : Imbéciles et faibles d'intelligences. — Satyres et nymphomanes. — Monomanes. — Érotomanes. — Jaloux. — Dipsomanes. — Dissipateurs et aventuriers. — Orgueilleux. — Kleptomanes. — Maniaques lucides, etc.

TRÉLAT, professeur agrégé à la Faculté de médecine de Paris. De la nécrose causée par le phosphore. 1857, in-8 de 120 pages.... 2 fr. 50 c.

VAQUEZ, docteur en chirurgie de la Faculté de médecine de Paris. Chirurgie conservatrice du pied, Mémoire sur l'amputation de M. le professeur MALGAIGNE (désarticulation astragalo-calcanéenne, ou amputation sous-astragalienne des auteurs); quelques mots sur l'extirpation du calcanéum (opération de Monteggia). Paris, 1859, 1 vol. in-4 de 179 pages, 2 planches lithographiées et 5 figures dans le texte......... 3 fr. 50 c.

VIRCHOW (Rodolphe), professeur d'anatomie pathologique à la Faculté de médecine de Berlin, membre correspondant de l'Institut de France. La syphilis constitutionnelle. Traduit de l'allemand par le docteur Paul PICARD, revu, corrigé et considérablement augmenté par le professeur 1860, 1 vol. in-8, avec figures dans le texte................ 4 fr.

VULPIAN, médecin des hôpitaux de Paris, professeur agrégé à la Faculté de médecine, etc. Des pneumonies secondaires. 1860, in-8 de 94 p. 2 fr.

ZIMMERMANN. Traité de l'expérience en général, et en particulier dans l'art de guérir. Nouvelle édition, augmentée de notes par LEFÈVRE DE V... 3 vol. in-8. Montpellier, 1818.................. 3 fr. 75 c.

Quelques exemplaires des ouvrages suivants :

ALIBERT. Nosologie naturelle, ou les maladies du corps humain distribuées en familles. Paris, 1838. 1 vol. grand in-4 rel. papier vélin avec figures coloriées................................. 20 fr.

Annuaire magnétique et météorologique du corps des ingénieurs des mines de Russie. 1838, 39, 40, 41. 6 vol. in-4 reliés....... 25 fr.

ANTOMMARCHI. Planches anatomiques du corps humain, exécutées d'après les dimensions naturelles. 1 vol. grand in-folio de 18 planches reliées, et 1 vol. petit in-folio de texte, demi-rel. chagrin... 80 fr.

Archives générales de médecine, collection complète jusqu'à ce jour, en demi-reliure basane. 106 vol................... 650 fr.

— La même, rel. demi-veau..................... 700 fr.

Bibliothèque médicale, ou Recueil périodique d'extraits des meilleurs ouvrages de médecine et de chirurgie. Paris, 1803-1822. 76 vol. in-8, relié, et Nouvelle bibliothèque médicale, Paris, 1823-1829. 25 vol. in-8 reliés................................. 100 fr.

BOURGERY. Traité complet de l'anatomie de l'homme, comprenant la médecine opératoire, dessiné d'après nature par JACOB. 1830 à 1855. 8 vol. in-folio, demi-reliure chagrin, fig. col.............. 900 fr.

— Le même, relié en 14 vol., demi-reliure, fig. col........... 1000 fr.

BOURGERY et JACOB. Anatomie élémentaire, en 20 planches format grand aigle, avec un texte explicatif in-8, formant un manuel complet d'anatomie physiologique, Paris, 1834-1842, colorié........ 150 fr.

— Le même, noir .... 80 fr.

BOYER. Taité des maladies chirurgicales. 4e édit., 11 vol.. 60 fr.

— Le même, demi-rel. ch. 2e édition................. 30 fr.

Bulletin de l'Académie impériale de médecine, collection du 1er octobre 1836 au 30 septembre 1861, vingt-cinq années formant 25 forts volumes in-8 reliés, demi-veau fauve.................. 120 fr.

BULLIARD. Herbier de la France. 9 vol. in-4, demi-rel. chagrin. 200 fr.

CLOQUET (Jules). Anatomie de l'homme, ou description et figurés lithographiées de toutes les parties du corps humain. 5 vol. grand in-folio,
reliés en 2 vol. demi-chagrin............................ 120 fr.

Collection de thèses de la Faculté de médecine de Paris pour le doctorat,
de 1850 à 1858. 50 vol. rel. en demi-basane............ 150 fr.

CRUVEILHIER (J.). Anatomie pathologique du corps humain. Paris,
1830-1841. 2 vol. in-folio, avec 233 planches coloriées, demi-reliure
chagrin avec coins.................................... 300 fr.

CUVIER (Georges). Le règne animal. 10 vol de texte et 10 atlas montés
sur onglets ; ensemble 20 vol.; dos et coins en maroquin, tranche supérieure dorée... 800 fr.

DELPECH. De l'orthopédie par rapport à l'espèce humaine. Paris, 1828,
2 vol. in-8 et atlas in-fol. de 78 planches............ 25 fr.
Chirurgie clinique de Montpellier. 1823 à 1828. 2 vol. in-4, fig. 25 fr.

DEMOURS. Traité des maladies des yeux, avec planches coloriées d'après
nature. 3 vol. in-8 et 1 vol. in-4 de planches......... 25 fr.

Dictionnaire des sciences médicales. 60 vol.............. 60 fr.
— Le même demi-reliure basane......................... 100 fr.

Dictionnaire de médecine et de chirurgie pratiques, 1829 à 1836.
15 vol. in-8, reliés, demi-veau...................... 50 fr.

D'ORBIGNY. Dictionnaire d'histoire naturelle. 13 vol. in-8 et atlas de
288 planches coloriées, demi-reliure chagrin.......... 220 fr.

Flore médicale, décrite par F.-P. Chaumeton, peinte par Turpin. Paris,
1814-1820. 8 vol. in-8 avec planches coloriées, exemplaire relié demi-
veau... 40 fr.

GALET. Le corps de l'homme, traité complet d'anatomie et de physiologie humaine, 4 vol. avec 400 fig. coloriées........ 80 fr.

Gazette hebdomadaire de médecine et de chirurgie de Paris, dirigée par le
docteur A. Dechambre. Paris, 1853-1861. 8 vol. in-4, demi-reliure
chagrin... 175 fr.

Journal général de médecine française et étrangère, et transactions médicales, ou Recueil périodique de la Société médicale de Paris, rédigé par
J. Sédillot, Gaultier de Claubry, A. Gendrin et Forget. Paris, 1796 à
1833. 120 vol., table des tomes I à XCVII par MM. Bourges et Gaultier
de Claubry, 4 vol. in-8. Recueil de littérature étrangère, 2 vol., en tout
126 vol. in-8, relié................................. 150 fr.

Journal de médecine, de chirurgie et de pharmacie, redigé par Bacher
Vendermonde et Roux. Paris, 1754-1793. 95 vol. in-12, reliés, et table
in-4°.. 80 fr.

Journal (nouveau) de médecine, chirurgie et pharmacie, par Béclard, Chomel, Cloquet, Magendie, Orfila et Rostan. Paris, 1818 à 1822. 15 vol. in-8, relié .... 30 fr.

LAMARK et DE CANDOLLE. Flore française. 6 vol. in-8, demi-reliure, basane... 50 fr.

LAMARCK. Histoire naturelle des animaux sans vertèbres. 2e édition, revue et augmentée, par M. J.-P. Deshayes et H. Milne Edwards. Paris, 1834-1845. 11 vol. in-8, demi-reliure chagrin.............. 80 fr.

LEBERT. Traité d'anatomie pathologique générale et spéciale, ouvrage complet. Paris, 1855-1861. 2 vol. in-fol. de texte et 2 vol. in-fol. comprenant 200 planches dessinées d'après nature, gravées et coloriées, demi-reliure chagrin ...,.. 450 fr.

Magnetical and meteorological observations. London, 1847 à 1855. 9 vol. in-4 cartonnés... 50 fr.

MALGAIGNE. Journal de chirurgie et revue médico-chirurgicale de Paris. 22 vol. in-8 .... 50 fr.
— Le même, relié en 11 vol., demi-chagrin.................. 65 fr.

Mémoires et prix de l'académie royale de médecine. Paris, 1747-1797. 10 vol. in-4, rel., fig .... 50 fr.

MONNERET et FLEURY. Compendium de médecine pratique. 8 vol. brochés neufs... 140 fr.

Nouveau dictionnaire d'histoire naturelle, appliquée aux arts, par une société de naturalistes et d'agriculteurs. 24 vol. in-8, figures noires, exemplaire cartonné.. 30 fr.

Nouvelles annales du muséum d'histoire naturelle. Paris, 1832-1835. 4 vol. in-4, fig. cartonn. non rognées .... 100 fr.

RICORD. Clinique iconographique de l'hôpital des Vénériens; recueil d'observations suivies de considérations pratiques sur les maladies qui ont été traitées dans cet hôpital. 1 vol. grand in-4, avec 66 planches coloriées et portrait de l'auteur, relié en demi-chagrin..... 130 fr.

SICHEL (J.). Iconographie ophthalmologique, 1852-1859. Ouvrage complet. 2 vol. grand in-4, dont 1 vol. de 840 pages de texte et 1 vol. de 80 planches coloriées, avec texte descriptif, exemplaire relié, dos et coins en maroquin, tranche supérieure dorée.................. 170 fr.
— Le même, en livraisons.. 150 fr.

VICQ-D'AZYR. Traité d'anatomie et de physiologie du cerveau. Grand in-folio, avec 35 planches coloriées, demi-reliure chagrin... 25 fr.

Paris. — Imprimerie de L. MARTINET, rue Mignon, 2.

Extrait du Catalogue de la Librairie Adrien Delahaye.

BAZIN, médecin de l'hôpital Saint-Louis. **Leçons théoriques et cliniques sur la scrofule** considérée en elle-même et dans ses rapports avec la syphilis, la dartre et l'arthritis. 2e édition, revue, corrigée et augmentée de recherches sur la scrofule viscérale et de nombreuses observations. Paris, 1861, 1 fort vol. in-8 de plus de 700 pages. 7 fr. 50

BAZIN. **Leçons théoriques et cliniques sur les affections cutanées artificielles et sur la lèpre,** les diathèses, le purpura, les difformités de la peau, etc., recueillies et publiées par le docteur GUÉRARD, ancien interne de l'hôpital Saint-Louis, revues et approuvées par le professeur. Paris, 1862, 1 vol. in-8 de 500 pag. 6 fr.

BAZIN. **Leçons sur les affections génériques de la peau,** recueillies et publiées par le docteur BAUDOT, ancien interne lauréat des hôpitaux, revues et approuvées par le professeur. 1 vol. in-8 de 428 pages. 5 fr.

CULLERIER, chirurgien de l'hôpital du Midi, etc. **Des affections blennorrhagiques.** Leçons cliniques professées à l'hôpital du Midi, rédigées et publiées par le docteur ROYET, ancien interne des hôpitaux de Paris, suivies d'un mémorial thérapeutique, revues et approuvées par le professeur. Paris, 1861, 1 vol. in-8. 4 fr.

GRAVES. **Leçons de clinique médicale,** précédées d'une introduction de M. le professeur TROUSSEAU, ouvrage traduit et annoté par le docteur JACCOUD, médecin des hôpitaux de Paris. Paris, 1863, 2e édit., revue et corrigée, 2 forts vol. in-8. 20 fr.

GUENEAU DE MUSSY (Noël). **Leçons cliniques sur les causes et sur le traitement de la tuberculisation pulmonaire** faites à l'Hôtel-Dieu, recueillies par le docteur WIELAND. Paris, 1860, in-8 de 136 pages. 3 fr.

HARDY, professeur de clinique des maladies de la peau à la Faculté de médecine de Paris, médecin de l'hôpital Saint-Louis, etc. **Leçons sur les maladies de la peau,** rédigées et publiées par les docteurs MOYSANT et GARNIER, anciens internes des hôpitaux de Paris, revues et approuvées par le professeur. Paris, 1860 et 1863. 2e édition, revue et corrigée, 2 vol. in-8. 7 fr. 50

MALGAIGNE, professeur de médecine opératoire à la Faculté de médecine de Paris, etc. **Leçons d'orthopédie** professées à la Faculté de médecine, recueillies et publiées par les docteurs GUYON et PANAS, revues et approuvées par le professeur. Paris, 1862, 1 vol. in-8 accompagné de 5 planches dessinées par Léveillé. 6 fr. 50

MORDRET, lauréat de l'Académie de médecine de Paris, etc. **Traité pratique des affections nerveuses et chloro-anémiques,** considérées dans les rapports qu'elles ont entre elles. Ouvrage qui a obtenu un prix de l'Académie de médecine de Paris. 1861, 1 vol. in-8 de 496 pages. 6 fr.

NONAT, médecin de la Charité, agrégé libre de la Faculté de Paris, chevalier de la Légion d'honneur, etc. **Traité pratique des maladies de l'utérus et de ses annexes.** Paris, 1860, 1 fort vol. in-8, avec fig. intercalées dans le texte. 12 fr.

RICORD, chirurgien de l'hôpital du Midi, membre de l'Académie de médecine, etc. **Leçons sur le chancre,** professées à l'hôpital du Midi, recueillies et publiées par le docteur A. FOURNIER, ancien interne de l'hôpital du Midi; suivies de notes et pièces justificatives et d'un formulaire spécial. 2e édition, revue et augmentée. Paris, 1860, 1 vol. in-8 de 540 pages. 7 fr.

SUCQUET. **D'une circulation dérivative dans les membres et dans la tête chez l'homme,** mémoire approuvé par l'Académie de médecine de Paris. Paris, 1862, in-8 et atlas de 6 planches in-folio dessinées par Lakerbauer. 8 fr.

TRÉLAT, médecin à la Salpêtrière, etc. **La Folie lucide** étudiée et considérée au point de vue de la famille et de la société. Paris, 1861, 1 vol. in-8. 6 fr.

VIRCHOW (Rodolphe), professeur d'anatomie pathologique à la Faculté de médecine de Berlin, membre correspondant de l'Institut de France. **La syphilis constitutionnelle.** Traduit de l'allemand par le docteur Paul PICARD, revu, corrigé et considérablement augmenté par le professeur. Paris, 1860, 1 vol. in-8, avec figures dans le texte. 4 fr.

Paris. — Imprimerie de L. MARTINET, rue Mignon, 2.

9 782019 637149